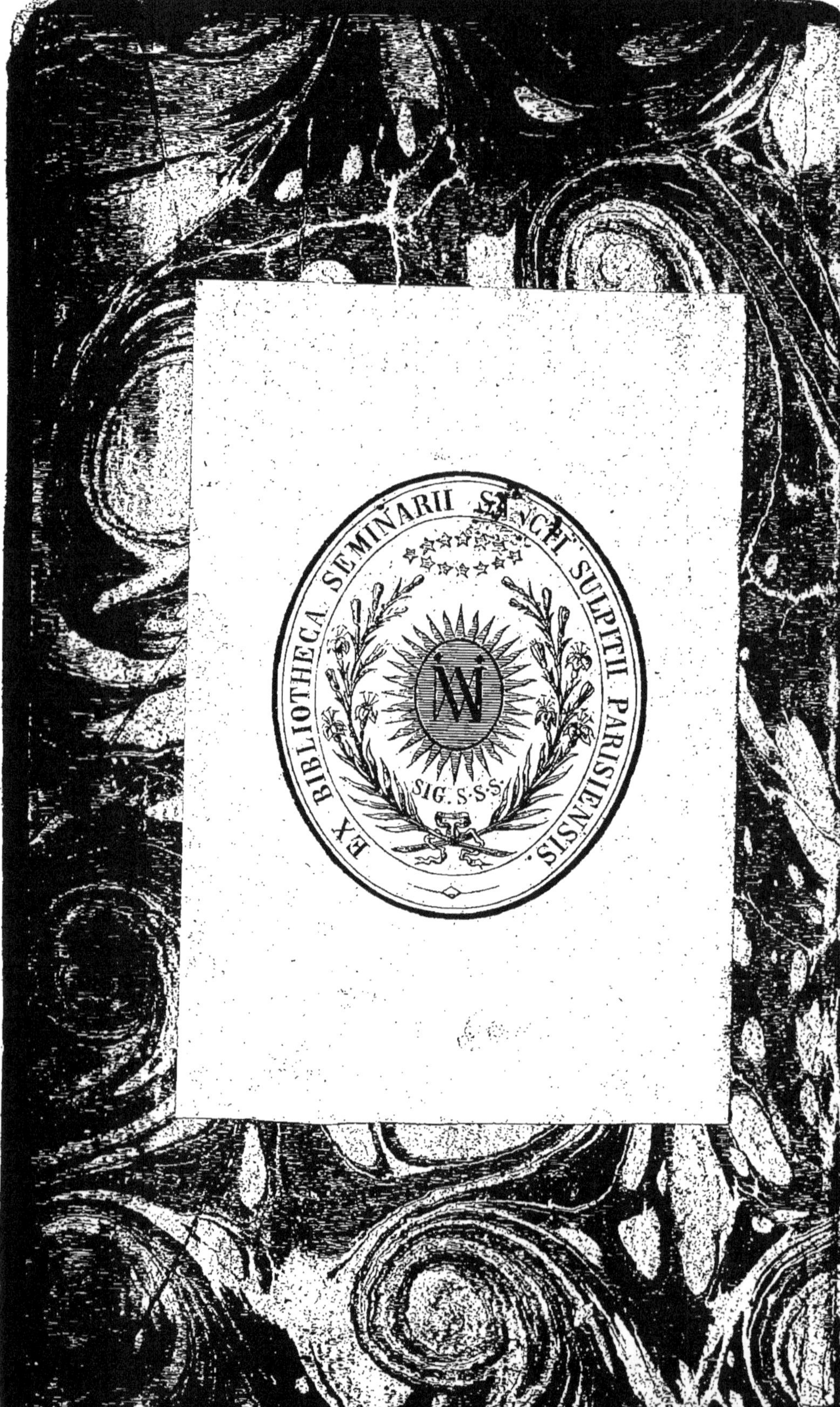

EX BIBLIOTHECA. SEMINARII SANCTI SULPITII PARISIENSIS
SIG. S·S·S·

INSTITUTION

DES

SOURDS ET MUETS,

PAR LA VOIE

DES SIGNES MÉTHODIQUES.

INSTITUTION

DES

SOURDS ET MUETS,

PAR LA VOIE

DES SIGNES MÉTHODIQUES;

Ouvrage qui contient le Projet d'une Langue Universelle, par l'entremise des Signes naturels assujettis à une Méthode. *por l'abbé C.M. de L'Epée.*

PREMIERE PARTIE.

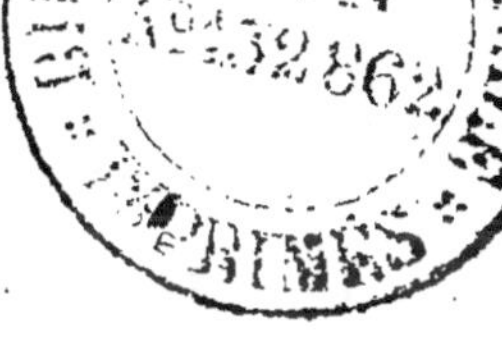

A PARIS,

Chez NYON l'ainé, Libraire, rue Saint Jean-de-Beauvais, vis-à-vis le College.

M. DCC. LXXVI.

Avec Approbation, & Privilege du Roi.

TABLE

Des Titres contenus dans la premiere Partie.

Fin de la Table de la premiere Partie.

TABLE

Des Titres contenus dans la seconde Partie.

Fin de la Table de la seconde Partie.

ERRATA.

PAGE 64, _ligne_ 18, je, moi, mon, &c. _lisez_, je, moi, me, mon, &c.

Pag. 173, lig. 18, n'eût point expliqué, _lisez_, n'eût point été expliqué.

Pag. 183, lig. 2, pour venir tour à tour à leur, _lisez_, pour venir tour à tour servir à leur.

Pag. 198, lig. 9, J'écris _ba, bé, bi, bo, bu, lisez_, J'écris ensuite _ba, bé, bi_, &c.

A la fin de la premiere Partie, en Juillet 1773, _lisez_ 1775.

INSTITUTION

INSTITUTION
DES
SOURDS ET MUETS.

CHAPITRE PREMIER.

Pourquoi voit - on aujourd'hui plus de Sourds & Muets qu'il n'en avoit paru jusqu'à présent?

DEPUIS trente ans ou environ, vient-il au monde plus d'enfans sourds & muets, qu'il n'en naissoit auparavant? La ville de Paris en renferme un grand nombre. On nous en annonce de toutes parts dans les Provinces, & nous apprenons qu'il s'en trouve aussi beaucoup dans les Royau-

mes qui nous environnent. Sans vouloir pénétrer les décrets de la Providence, ni décider si c'est un châ-
timent de la justice divine, qui nous
étoit particuliérement réservé; je crois
que cette infirmité s'est toujours trou-
vée dans une proportion à peu près
égale à tous nos maux; s'il paroît
néanmoins aujourd'hui plus de Sourds
& Muets que dans les temps qui nous
ont précédés; c'est que jusqu'à nos
jours on tenoit éloignés de la société
les enfans qui naissoient privés des facultés d'entendre & de parler, parce
que leur instruction avoit toujours
été regardée comme très-difficile,
& en quelque sorte impossible.

Cependant les Savans n'ignoroient
pas que depuis deux cens ans il avoit
paru quelques phénoménes en ce
genre, je veux dire, des Sourds &
Muets plus ou moins instruits, ce
qu'on regardoit alors comme une

efpece de merveille ; mais le refte des hommes n'imaginoit pas qu'on eût jamais tenté cette entreprife, & encore moins qu'on y eût réuffi.

L'état de fourd & muet ne préfentoit donc aux yeux qu'une fituation affreufe, & fembloit être, dans l'ordre naturel, un malheur fans remede. Nous fçavons même par des relations non fufpectes, qu'il y a encore des pays barbares, où l'on fait mourir à l'âge de trois ans au plus tard les enfans qui ne peuvent ni entendre ni parler, parce qu'on les regarde comme des monftres.

Cette cruauté nous fait frémir ; mais le préjugé qui en eft la fource, étoit prefque univerfel jufqu'à notre fiecle. Des parens fe croyoient, pour ainfi dire, déshonorés d'avoir un enfant fourd & muet. On penfoit avoir rempli toute juftice à fon égard, en pourvoyant à fa nourriture & à son entretien; mais on le souftrayoit pour toujours aux yeux du monde, en le confinant ou dans le fecret d'un Cloître, ou dans l'obfcurité de quelque penfion inconnue.

Aujourd'hui les chofes font changées de face. On a vu plufieurs Sourds & Muets fe montrer au grand jour. Les Exercices qu'ils devoient faire, ont été annoncés par des Programmes qui ont excité l'attention du Public. Des perfonnes de tout état & de toute condition y font venues en foule. Les Soutenans ont été embraffés, applaudis, comblés d'éloges, couronnés de lauriers. Ces enfans qu'on avoit regardés jufqu'alors comme des rebuts de la nature, ont paru avec plus de diftinction, & fait plus d'honneur à leurs peres & meres, que leurs autres enfans, qui n'étoient pas en état de faire la même chofe, & qui en rougiffoient. Les larmes de tendreſſe & de joie ont donc ſuccédé aux gémiſſemens & aux ſoupirs. On montroit ces acteurs de nouvelle eſpece avec autant de confiance & de plaiſir qu'on avoit pris juſqu'alors de précaution pour les faire diſparoître.

Les Gazettes nationales & étrangeres ayant rendu compte de ce qui s'étoit paſſé dans Paris, ſous les yeux d'un nombre conſidérable de témoins diſtingués, les Leçons ordinaires des Sourds & Muets ſont devenues en quelque ſorte des Exercices continuels. On y voit tous les jours des Sçavans de différens pays, & des perſonnes de la plus haute qualité. Quelques-uns même de nos Princes les ont honorées de leur préſence; & des Souverains étrangers ont voulu ſe convaincre par eux-mêmes qu'on ne leur en avoit point impoſé dans les Papiers publics.

Il n'eſt donc plus queſtion d'enſevelir les Sourds & Muets dans la retraite : de quelque famille qu'on puiſſe être, on ne rougit plus d'avoir un enfant qui ſoit incapable d'entendre. La ſurdité, qui ſembloit ne devoir être le partage que de ces hommes qui mendient leur pain dans les rues en tenant une petite ſonnette, ne paroît plus qu'une de ces difformités corporelles, dont les conditions les plus élevées ne ſont point exemptes, & aux inconvéniens de laquelle il eſt facile de remédier.

M. Ernaud, M. Perreire Portugais, & Madame de Sainte-Roſe, Religieuſe de la Croix du Fauxbourg Saint Antoine, ont été les premiers de notre ſiecle qui ſe ſoient appliqués à l'inſtruction des Sourds & Muets, ſans avoir concerté enſemble le plan de leurs opérations.

Je n'ai point connu le premier de

ces Messieurs, ni aucun de ses disciples ; mais quelques sçavans m'ont
assuré qu'il s'y prenoit très-bien. La
dame Religieuse a formé (en faisant
usage de l'Alphabet manuel françois,
& des signes naturels) deux éleves,
dont l'une a parfaitement réussi.
Quant à M. Perreire , un de
ses disciples (M. de Saboureux de
Fontenai) lui a fait beaucoup d'honneur, & se trouve aujourd'hui en
état de composer des ouvrages, &
de les donner au public. Il a même
entrepris à son tour d'instruire quelques autres Sourds & Muets , sur le
progrès desquels je ne puis rien assurer, n'en ayant point de connoissance.
Trois autres Eleves de M. Perreire ,
sçavoir deux Messieurs que je ne
connois pas, mais dont j'ai beaucoup
entendu parler , & une Demoiselle
qui a paru devant le feu Roi & ses
Ministres, sont aussi parvenus à un

degré d'inſtruction qui mérite de grands éloges.

Pour moi, voici de quelle manière je ſuis devenu Inſtituteur de Sourds & Muets, ne ſçachant point alors qu'il ÿ en eût jamais eu d'autres avant moi.

Le P. Vanin, très-reſpectable Prêtre de la Doctrine Chrétienne, avoit commencé par le moyen des eſtampes (reſſource en elle-même très-foible & très-incertaine) l'inſtruction de deux ſœurs jumelles, ſourdes & muettes de naiſſance. Ce charitable miniſtre étant mort, ces deux pauvres filles ſe trouverent ſans aucun ſecours, perſonne n'ayant voulu pendant un temps aſſez long entreprendre de continuer ou de recommencer cet ouvrage. Croyant donc que ces deux enfans vivroient & mourroient dans l'ignorance de leur religion, ſi je n'eſſayois pas quelque moyen de la leur apprendre, je fus touché de compaffion pour elles, & je dis qu’on pouvoit me les amener, que j’y ferois tout mon poffible.

Ne m’étant occupé jufqu’alors que de matieres théologiques ou morales, j’entrois dans une carriere qui m’é-toit abfolument inconnue. La route des eftampes n’étoit point de mon goût. L’alphabet manuel françois que je fçavois dès ma plus tendre enfance, ne pouvoit m’être utile que pour ap-prendre à lire à mes difciples. Il s’agiffoit de les conduire à l’intelli-gence des mots. Les fignes les plus fimples, qui ne confiftent qu’à mon-trer avec la main les chofes dont on écrit les noms, fuffifoient pour com-mencer l’ouvrage: mais ils ne menent pas loin, parce que les objets ne font pas toujours fous nos yeux, & qu’il y en a beaucoup qui ne peuvent être apperçus par nos sens. Il me parut donc qu'une méthode de signes combinés devoit être la voie la plus commode & la plus sûre, parce qu'elle pourroit également s'appliquer aux choses absentes ou présentes, dépendantes ou indépendantes des sens.

Ç'a été en effet la route que j'ai prise ; & avec le secours d'une telle méthode, j'ai formé les Eleves, dont on a vu les Exercices publics, & aux Leçons desquels il vient tous les jours des personnes qui me font honneur, mais que je n'ai jamais cherché à y attirer

Depuis long-temps on me presse de donner cette méthode au public : ce n'étoit pas mon goût. Il me paroissoit difficile de l'expliquer bien clairement, & je craignois qu'elle ne fût pas bien accueillie. Voici donc ce qui m'oblige maintenant de la faire paroître. M. de Saboureux, sourd

& muet de naissance, vient de composer un ouvrage, qu'il doit faire imprimer incessamment. Il y suppose qu'il m'est impossible, avec le secours des signes méthodiques, de donner aux Sourds & Muets les idées des choses indépendantes des sens. Il avoit déjà fait insérer quelque chose de semblable dans le Journal de Verdun, sans cependant me nommer. C'est de lui-même que je tiens cette anecdote : mais pour cette fois, ne voulant pas que je pûsse en prétendre cause d'ignorance, il est venu lui-même me faire lire le chapitre de son ouvrage qui renferme cette assertion.

Comment ce Monsieur auroit-il pu juger pertinemment de ma méthode ? Il n'en connoît que la surface, d'après ce qu'il en a vu dans quelques portions de mes Leçons, auxquelles il lui a plu d'assister de temps en temps : jamais il n'en a examiné l'ensemble : il n'a pas même été une seule fois le témoin d'une Leçon entiere ; & quand j'ai fait en sa présence l'exposition de cette méthode à des personnes qui me l'ont demandée, il a bien pu en comprendre ce que j'en expliquois par écriture & par signes ; mais il n'a pu entendre ce que je leur en disois de vive voix, puisqu'il est sourd & muet ; & c'en étoit certainement la plus grande partie, & la plus intéressante. Il est donc évident, que si on s'en rapporte à ce qu'il en dit, on en jugera comme lui sans la connoître. C'est ce qui me détermine, malgré moi, à la faire imprimer.

Je souhaiterois, pour le bien de l'humanité, que M. Perreire eût trouvé une méthode préférable à la mienne. En ce cas je l'adopterois de tout mon cœur, & avec beaucoup d'actions de graces. Il n'eſt point ici queſtion de la folie d'être auteur : il s'agit de faire tout ce que nous pouvons pour nous rendre utiles aux Sourds & Muets, préſens & à venir. C'eſt uniquement dans cette vue que je vais préſenter les deux Méthodes. Ceux qui dès-à-préſent ou dans la ſuite voudront s'appliquer à ce genre d'inſtruction, choiſiront celle des deux qui leur paroîtra conduire plus directement au but, à moins qu'ils n'en découvrent eux-mêmes une troiſieme préférable aux deux autres.

CHAPITRE II.

Différence des deux Méthodes dont on se sert pour l'instruction des Sourds & Muets.

Dans l'instruction de ses Disciples, M. Perreire fait un grand usage d'un Alphabet manuel, qu'il nomme la Dactylologie. Voici le jugement qu'en a porté en 1749 une société également sçavante & respectable : « M. Perreire se sert fort à propos » d'un alphabet manuel pour s'ex- » primer avec son éleve, & il le fait » par ce moyen plus commodément » que par l'écriture, ce qui lui évite » l'incommodité d'avoir continuelle- » ment la main à la plume.

« Nous pensons que l'alphabet ma- » nuel de M. Perreire, pour lequel » il n'emploie qu'une seule main, » deviendra, s'il le rend public, d'au-

» tant plus commode pour ſes éleves
» & pour ceux qui voudront com-
» mercer avec eux, qu'il paroît ex-
» trêmement ſimple & expéditif : par
» conſéquent aiſé à apprendre & à
» pratiquer ».

On peut lire ce qui ſuit dans l'Hiſtoire de l'Académie Royale des
Sciences de 1749, page, 183.

« On eſt aſſez généralement inſ-
» truit que parmi les Sourds il y en
» a un grand nombre qui ont l'or-
» gane de la parole très-bien confor-
» mé, & qui ne ſont muets que par
» l'impoſſibilité où le défaut de l'ouie
» les met d'avoir aucune idée des
» ſons, & d'acquérir aucune des con-
» noiſſances qui doivent venir par leur
» moyen. M. Perreire a fait voir à
» l'Académie deux jeunes Sourds
» & Muets de naiſſance qu'il a inſ-
» truits à concevoir ce qu'on veut
» leur faire entendre, ſoit au moyen

» de l'écriture, soit par des signes
» dont il se sert avec eux, & à y
» répondre de vive voix ou par écrit.
» Ils lifent & prononcent diſtincte-
» ment toutes fortes d'expreſſions
» françoiſes ; ils donnent des répon-
» ſes très-ſenſées à toutes les queſtions
» qu'on leur fait ; ils exécutent promp-
» tement ce qu'on leur propoſe de
» faire ; ils donnent aux noms le
» genre & le cas qui leur convien-
» nent ; conjuguent les verbes, &
» font l'uſage propre des pronoms
» & des adverbes, des prépoſitions
» & des conjonctions ; ils ſçavent les
» regles de l'Arithmétique, & con-
» noiſſent ſur la carte les quatre par-
» ties du monde, les royaumes, les
» capitales, &c. Enfin il paroît que
» M. Perreire leur a donné avec la
» parole la faculté d'acquérir les idées
» abſtraites, dont ils avoient été pri-
» vés juſques-là.

« Il

« Il se sert, comme nous l'avons
» dit, pour leur communiquer ses
» pensées, de l'écriture ou des signes
» qu'il leur fait avec la main, & des-
» quels il a composé un alphabet,
» dont l'usage est bien plus prompt
» que celui de l'écriture ; il espere
» même pouvoir instruire ses Eleves
» à entendre, par le seul mouvement
» des levres & du visage, ce qu'on
» voudra leur dire, pourvu cepen-
» dant que ce soit des personnes qui
» aient avec eux une habitude jour-
» naliere : les autres seront toujours
» obligés de se servir de l'écriture,
» ou des signes dont nous avons parlé.

« Quoique l'art dont nous venons
» de parler ne soit pas absolument
» nouveau, & que MM. Wallis,
» Amman, Emmanuel, Rammirez
» de Cortonne, Pierre de Castro,
» le P. Vanin de la Doctrine Chré-
» tienne, & peut-être encore beaucoup

Partie I.   B

» d'autres l'aient pratiqué avec succès;
» comme cependant les progrès des
» Eleves de M. Perreire démontrent
» la bonté de la méthode dont il se
» fert, & dont il s'est réfervé le fe-
» cret, l'Académie a cru qu'on ne
» pouvoit trop l'encourager à culti-
» ver cet art, qui peut rendre à la
» fociété un grand nombre de fujets
» qui lui feroient demeurés inutiles
» fans ce fecours : c'est en quelque
» forte les tirer, par une heureufe mé-
» tamorphofe, de l'état de fimples
» animaux pour en faire des hom-
» mes ».

Voici enfin ce qu'on trouve dans
les regiftres de l'Académie Royale
des Sciences, du 27 Janvier 1751.

« Nous avons examiné, par ordre
» de l'Académie, les progrès du nou-
» vel Eleve que M. Perreire lui pré-
» fenta le 13 de ce mois.

» M. (de Saboureux de Fon-

» tenaï) , sourd & muet de naif-
» sance, âgé de treize à quatorze ans,
» fils de M. Fontenaï, Maréchal-de-
» Logis des Chevaux-Légers de la
» Garde , a commencé à recevoir les
» instructions de M. Perreire le 26
» Octobre 1750. Il prononce déjà
» toutes les lettres, toutes les diph-
» tongues, & toutes les syllabes dif-
» tinctement & clairement, sans ex-
» cepter les plus compliquées , telles
» que *blanc, franc, blond, grand.*

» Il a récité le *Pater* à l'Académie,
» & a prononcé le nom de plusieurs
» choses qu'on lui a indiquées par
» signes , comme , *chapeau, habit,*
» *bouton, épée, &c.*

» Malgré l'irrégularité de la pro-
» nonciation des syllabes françoises,
» il ne s'y méprend pas ordinaire-
» ment.

» Il prononce *ca, sé, si, co, cu,*
» & non, *sa, qué, qui, quo.*

» Il prononce *ga*, *jé*, *ji*, *go*, *gu*;
» & non, *ja*, *gué*, *gui*, *&c.*

» Il fait la différence de l'é ouvert,
» & de l'é masculin & de l'e muet.

» Il comprend déjà le sens de plu-
» sieurs expressions familieres : de
» façon qu'en lui mettant par écrit,
» *asseyez-vous*, *levez-vous*, *embrassez-*
» *moi*, *allez-vous-en*, & plusieurs au-
» tres ; il exécute cela très-exacte-
» ment.

» Outre ces connoissances, il a
» encore celle de l'alphabet manuel
» de son maître, par le moyen du-
» quel il comprend tout ce qu'on
» veut lui faire prononcer.

» Cet exposé fait voir que M. Per-
» reire a un talent singulier pour ap-
» prendre à parler & à lire aux Sourds
» & Muets de naissance ; que la mé-
» thode dont il se sert, doit être ex-
» cellente ; les enfans qui ont tous leurs
» sens ne faisant pas communément

» autant de progrès dans un si petit
» espace de temps.

» Cela suffit pour confirmer le
» jugement que nous fîmes de
» M. Perreire, dans notre rapport
» du mois de Juillet 1749, & pour
» faire sentir que sa maniere d'ins-
» truire les Muets ne peut être que
» très-ingénieuse ; que son usage in-
» téresse le bien public ; & qu'on ne
» sçauroit trop encourager celui qui
» s'en sert avec tant de succès.

» *Signé*, DORTOUS DE MAIRAN,
» DE BUFFON, FERREIN ».

Après avoir rapporté des témoi-
gnages aussi favorables à M. Perreire,
on ne me soupçonnera pas sans doute
de vouloir dépriser les talens de ce
sçavant Artiste. Mais voyons de quelle
maniere il s'exprime lui-même en parlant de sa propre méthode, dans une
espece de Programme qu'il a donné
au public en 1751.

« Le sieur Perréire, dit-il, divise
» son instruction en deux parties prin-
» cipales ; la prononciation & l'intel-
» ligence. Il apprend aux Sourds &
» Muets, par la premiere, à lire &
» à prononcer le françois, mais sans
» leur faire comprendre que quelques
» phrases des plus familieres, & les
» noms des choses d'un usage jour-
» nalier, tels que les alimens & les
» habillemens ordinaires, les meubles
» d'une maison, &c. Dans la seconde
» partie il leur apprend tout le reste
» de l'instruction, c'est-à-dire, à com-
» prendre la valeur des mots conte-
» nus dans toutes les parties du dis-
» cours, & à s'en servir à propos,
» soit en parlant, soit en écrivant,
» conformément aux regles gram-
» maticales, & au génie particulier
» de la langue.

» Dans peu de jours d'instruction
» le sieur Perreire met ses Eleves en

» état de prononcer quelques mots
» intelligiblement. Pour les inftruire
» fur la premiere partie de fon art,
» il lui fuffit de douze à quinze mois,
» fur-tout s'ils font d'un âge encore
» tendre : mais pour la parfaite inf-
» truction fur la feconde partie, il
» lui faut un temps plus confidé-
» rable ».

Il feroit à defirer que M. Perreire eût bien voulu donner au public les moyens qu'il emploie pour la perfection de fon inftruction : peut-être feroient-ils meilleurs que les nôtres; & la génération préfente & future lui en auroient obligation. Mais l'Académie des Sciences vient de nous dire qu'il s'en eft réfervé le fecret : il en a toujours fait un myf-tere, & défendu très-expreffément à fes difciples de dire à qui que ce fût, comment il s'y prenoit pour les inftruire.

Cependant, au milieu des ténebres dont il enveloppe son art, nous en voyons assez pour en faire la comparaison avec la méthode que nous nousfommes formée à nous mêmes. Et d'abord M. Perreire nous donne lui-même, dans les paroles que nous venons de lire, la preuve la plus authentique de l'exclusion que nous devons donner à sa méthode dans l'instruction des Sourds & Muets dont nous nous chargeons.

En effet, si pour des enfans qu'on a dans sa propre maison, il faut douze à quinze mois pour les instruire seulement sur ce qu'il appelle la premiere partie de son art ; combien de temps me faudroit-il pour instruire seulement sur cette même partie, des Sourds & Muets qui ne viennent chez moi que deux fois par semaine ? Il est aisé de voir que toute proportion gardée, il me faudroit

plus

plus de sept ans.; & que sçauroient-
ils ? des mots dont ils n'auroient pas
l'intelligence, & quelques phrases des
plus familiéres. Il a donc été nécessaire de trouver une voie plus courte,
qui, en réunissant les deux parties ci-
dessus, apprît beaucoup plus de mots
en moins de temps, & donnât l'intelligence, non seulement de quelques phrases des plus familieres, mais
de toute phrase non compliquée. Or
ce moyen est l'usage des signes méthodiques. Nous allons en faire la
comparaison avec la Dactylologie.

CHAPITRE III.

*Comparaison de l'usage de la Dactylo-
logie avec celui des signes méthodiques.*

CE que M. Perreire & ses Disciples
appellent la *Dactylologie*, & qui seroit mieux appellée la *Dactylolalie*,
n'est autre chose que la science, ou
l'art, ou l'usage, ou la routine d'exécuter avec les doigts d'une seule main
ce que font les plus petits écoliers de
nos Colleges (mais en y mettant les
deux mains) , pour converser avec
leurs compagnons d'une extrêmité de
leur classe à l'autre. Si je voulois
donner un nom à leur alphabet des
deux mains, comme ces Messieurs en
ont donné un à celui qui s'exécute
avec une seule, il faudroit l'appeller
la *Chirologie*, ou beaucoup mieux la

Chirolalie. Mais laiffant à part ces grands mots, qui ne peuvent que jetter de la poudre aux yeux, parlons fimplement de l'alphabet des deux mains & de celui d'une feule. Le premier eft en ufage parmi les écoliers François ; les écoliers Efpagnols fe fervent du fecond , qui n'en eft pas moins ancien pour avoir été nouvellement apporté en France. Celui-ci eft beaucoup plus commode quand on converfe de près ; le premier le feroit davantage, fi on vouloit s'entretenir de loin ; & c'eft apparemment pour cette raifon que les écoliers Efpagnols en ont un troifieme qui tient en partie des deux autres. Quoi qu'il en foit, ces deux différens alphabets manuels peuvent également fervir pour commencer, continuer & perfectionner l'inftruction des Sourds & Muets.

Il eft peu important de découvrir quels en ont été les véritables auteurs,

foit en France, foit en Efpagne, ou
dans d'autres pays. Celui des Efpagnols, qu'on appelle aujourd'hui en
France *la Dactylologie*, fe trouve
bien & duement gravé fur huit plan-
ches en taille-douce, dans un Livre
imprimé il y a plus de cent cinquante
ans, & que j'ai dans ma bibliotheque.
Il eft très-commun dans les rues de
Madrid. Les Crieurs de chanfon (qui
ne font autres que les aveugles) le
vendent publiquement dans de petits
almanachs en gravure telle qu'elle.
Mais que ce foit M. Bonnet qui l'ait
inventé en 1620, ou que ce foit un
Auteur de plus ancienne date, je
croirois perdre mon temps, fi j'em-
ployois feulement deux heures à examiner cette queftion de fait.

Les alphabets d'une ou deux mains
doivent ordinairement s'apprendre
en moins d'une heure. A l'aide de
l'un ou de l'autre de ces deux alpha-

bets manuels, on peut dicter à un Eléve (entendant & parlant, ou sourd & muet, il n'importe) un chapitre entier de la Bible dans une langue qu'il n'entend pas, & qu'il n'entendra jamais, parce que jamais il ne lui plaira de l'apprendre. Il pourra le conserver précieusement toute sa vie, comme je garde certains Livres étrangers, qui se sont rencontrés dans des lots avec d'autres ; mais il ne l'entendra pas plus que je n'entendrai ces Livres, tant que je n'apprendrai pas les langues dans lesquelles ils ont été composés.

Tout alphabet manuel n'est autre chose qu'une écriture de convention, qui annonce à celui aux yeux duquel on présente tel ou tel mouvement des mains ou des doigts, que c'est un *a*, ou un *b*, ou un *c*, ou un *d*, &c. qu'il doit écrire, comme il feroit en copiant lettre à lettre un papier écrit ou un Livre imprimé qu'il n'entendroit pas. C'est une écriture en l'air, qui indique celle qu'on doit mettre avec le crayon ou la plume, sur la table, ou sur le papier. Ce moyen, considéré en lui-même, ne présente aucune idée, absolument aucune.

Après avoir enseigné à un Sourd & Muet l'alphabet manuel, si on écrit sur la table ces deux mots, *la tête*, ou qu'on les lui représente par la Dactylologie, il n'y attachera pas plus d'idée qu'il n'en joindroit à ceux-ci, *der kopff*, ou *the head*, qui expriment cette partie du corps en Allemand & en Anglois, à moins qu'on ne lui montre en même temps sa tête & celle de quelques autres personnes. Cette premiere nécessité de signes manuels (bien différens des signes Dactylologiques, qui n'expriment que des lettres, & rien de plus) ne devroit-elle pas annoncer de quelle utilité ils pourront être en les maniant avec méthode ?

Les objets ne font pas toujours préfens, & alors il n'eft plus poffible de les montrer. Si un Dactylologifte veut parler de *tapiſſerie* à un de fes Difciples dans une chambre où il n'y en ait point , il lui dictera par fon alphabet manuel un *t*, un *a*, un *p*, un *i*, un *ſ*, &c. Le Difciple écrira fans doute ce mot, ou le prononcera fi l'on veut; il écriroit de même & prononceroit du Grec ou de l'Arabe; mais comment fçaura-t-on s'il aura retenu la chofe dont nous avons l'idée en l'écrivant ou en la pronon-çant, fur-tout fi après l'avoir écrit, il demeure immobile comme un terme ?

Au contraire, fi je fais le figne de quelque chofe qu'on applique fur une muraille, & qu'on y attache avec des clous en haut, en bas & des deux côtés, & que mon Sourd & Muet écrive ce mot, sans que je lui en dicte une seule lettre, pourra-t-on douter qu'il ne joigne à ce mot la même idée que nous y attachons ? Cet exemple doit suffire pour cent autres.

La chose cependant deviendra encore plus sensible, si on nous présente (à un Dactylologiste & à moi) deux exemplaires parfaitement conformes de la même lettre, & qu'on nous invite chacun en particulier à la faire écrire sous notre dictée à un de nos Eleves. Le Dactylologiste la fera écrire sur le champ, à l'aide de l'alphabet manuel ; mais nous ne serons pas certains que son Disciple en ait compris un seul mot : nous sçaurons seulement qu'il aura écrit des *a*, des *b*, des *c*, à mesure qu'on lui en aura dictés.

Pour moi, de mon côté, je dicterai

cette même lettre par mes signes méthodiques à un Sourd & Muet, qui
l'écrira avec la rapidité d'un Secretaire, pourvu qu'il ne s'y agisse pas
de science dont il n'ait point d'idée.
Quel est l'homme de bon sens qui
pourra s'imaginer que ce Sourd &
Muet n'aura pas compris ce qu'il
écrivoit, puisque mes signes ne lui
auront présenté aucune lettre, ni
aucun mot, mais seulement des idées,
& qu'il aura été obligé de choisir lui-
même sur le champ entre tous les
mots de la langue ceux qui auront
été nécessaires pour exprimer ces
mêmes idées ?

Il est visible que l'écriture, sous
la dictée de la Dactylologie, ne suppose nécessairement, dans le Sourd
& Muet qui écrit, aucune autre connoissance que celle des vingt-quatre
lettres de l'alphabet manuel (science
qui s'acquiert en une heure), & qu'au

contraire l'écriture, sous la dictée des signes méthodiques, suppose nécessairement dans le Sourd & Muet la connoissance & le choix de tous les mots, qui servent à exprimer les idées dont on ne lui présente que les signes.

Je n'ai garde cependant de supposer, ni de vouloir faire entendre, que les Sourds & Muets, instruits par la Dactylologie, ne parviennent point à comprendre ce qu'ils écrivent, ni à en donner les preuves les plus convaincantes. Il s'en trouve parmi eux qui sont en état de composer des Ouvrages. C'est tout dire; & M. de Saboureux de Fontenai, sourd & muet de naissance, Eleve de M. Perreire, en fournira au Public la démonstration complette, en faisant imprimer ses propres productions.

On peut faire de grands & de très-grands progrès, quoiqu'on ait été commencé par une méthode moins bonne ou même défectueuse. Les différens Eleves de M. Perreire en feroient une preuve au deſſus de toute évidence, quand même on démontreroit en toute rigueur que l'un de ces deux reproches, ou même tous les deux, tomberoient avec juſtice ſur la méthode de ce ſçavant Inſtituteur. La très-grande pluralité des Maîtres à lire font épeller leurs enfans, & parviennent à les faire lire dans la plus grande perfection. Il y a long-temps néanmoins qu'on a démontré que ce n'étoit pas, à beaucoup près la meilleure méthode. Nous prouverons dans la ſuite, que ce n'eſt point à la Dactylologie, mais à leurs lectures, que les Diſciples de M. Perreire ſont redevables des connoiſſances qu'ils ont acquiſes.

CHAPITRE IV.

Maniere qu'on croit la plus utile pour commencer l'Instruction des Sourds & Muets.

EN considérant la méthode de MM. les Dactylologistes, il me semble qu'ils se conduisent comme un Maître qu'on chargeroit d'apprendre l'Allemand, le plutôt qu'il lui seroit possible, à un jeune François, & qui mettroit entre les mains de son Disciple une méthode Allemande, écrite en Allemand, au lieu de lui en donner une écrite en François. Il me paroît, au contraire, que nous instruisons nos Eleves dans la langue qui leur est propre. Expliquons-nous.

Tout Sourd & Muet qu'on nous adresse, a déjà un langage qui lui est

familier, & ce langage eſt d'autant
plus expreſſif, que c'eſt celui de la
nature même, & qui eſt commun à
tous les hommes. Il a contracté une
grande habitude de s'en ſervir pour
ſe faire entendre des perſonnes avec
qui il demeure, & il entend lui
même tous ceux qui en font uſage.
Il manifeſte ſes beſoins, ſes deſirs,
ſes inclinations, ſes doutes, ſes in-
quiétudes, ſes craintes, ſes douleurs,
ſes chagrins, &c. &c., & il ne ſe
trompe pas, lorſque les autres expriment de pareils ſentimens. Il reçoit
& exécute fidélement les commiſ-
ſions dont on le charge, & il en
rend un compte exact. Ce ſont les
différentes impreſſions, qu'il a éprou-
vées au dedans de lui-même, qui lui
ont fourni ce langage ſans le ſecours
de l'art. Or ce langage eſt le langage
des ſignes.

On veut donc l'inſtruire ; & pour

arriver à ce but, il s'agit de lui apprendre la langue Françoise. Quelle sera la méthode la plus courte & la plus facile ? Ne sera-ce pas celle qui s'exprimera dans la langue à laquelle il est accoutumé, & dans laquelle on peut dire même que la nécessité l'a rendu expert? Ce Candidat, sans s'en douter aucunement, compose tous les jours des verbes, des noms substantifs & adjectifs, des pronoms, des personnes, des nombres, des temps, des modes, des cas & des genres, des adverbes, des prépositions, des conjonctions, & (plus souvent que nous) des interjections, comme le font à tout moment ceux qui ne sçavent leur langue que par routine. En adoptant sa langue & en l'astreignant aux regles d'une méthode sensible, ne pourra-t-on pas facilement le conduire partout où l'on voudra ?

C'est en effet la route que nous

fuivons. Un Sourd & Muet arrive-
t-il pour la premiere fois ? Il faut fur
le champ en faire un *Dactylologifte*,
c'eft-à-dire, lui apprendre fon alphabet manuel. Je charge de cette com-
miffion la premiere perfonne que je
trouve fous ma main, & qui veut bien
en prendre la peine. S'il ne s'en préfente aucune, c'eft un jeune Sourd
& Muet qui l'exécute, & qui s'en tire
très-bien. Si le nouveau Sourd &
Muet eft d'un âge raifonnable, &
qu'il foit un peu intelligent, dans
l'efpace d'une heure il eft devenu
Dactylologifte ; fi non, une feconde
leçon lui fera néceffaire pour com-
pléter cet ouvrage.

Mais qu'il foit devenu auffi habile
que fon Maître, ou que ce ne foit
encore qu'un écolier, il n'importe.
Dès cette premiere fois on lui met à
la main un crayon pour le faire
écrire fur une table les lettres de

l'alphabet, bien entendu, en lui conduisant la main. Ce secours ne dure
pas long-temps. On le laisse bientôt
à lui-même. S'il a de la disposition
dans les doigts, il écrit : s'il n'en a
pas, il griffonne. On le fait donc
écrire, ou griffonner, *je porte, tu
portes, il porte, nous portons, &c.*
Tel est sur cet article le *nec plus ultrà*
pour les moins intelligens. Il s'en
trouve qui dès le premier jour écrivent, & ne griffonnent pas jusqu'au
plusque-parfait de ce verbe.

Ce n'est pas là cependant tout l'ouvrage de la premiere leçon. Il faut se
souvenir que chaque séance dure plus
de quatre heures pendant l'hiver, &
plus de cinq pendant l'été. L'amusement succede à l'étude sérieuse,
& pour cela, quatre ou cinq Sourds
& Muets se saisissent du nouveau
condisciple, & lui présentent des
cartes, sur chacune desquelles est
écrit

écrit le nom d'une des parties de
notre corps. C'est une grande récréa-
tion pour eux : c'en est aussi une
pour lui. On rit beaucoup de part
& d'autre. En lui faisant mettre le
bout de son doigt sur une des cartes,
on lui montre en même temps son
front & celui des autres, ou sa bouche & celle des autres, selon ce qui
est écrit sur la carte. On ne lui en
présente successivement de cette maniere que sept ou huit, après quoi on
les brouille, & on les lui représente
pour les lui faire deviner. Il se trompe
à quelques-unes, ou même à toutes ;
mais on ne va pas plus loin, jusqu'à
ce qu'il ne s'y méprenne plus. C'est
encore le *nec plus ultra* pour ceux
qui n'ont pas de disposition. Nous en
voyons qui, dès le premier jour, en
retiennent imperturbablement plus
d'une vingtaine.

Ce premier jeu est suivi d'un autre.

Nous avons une espece de petit bureau typographique : dans chacune des cases il y a une douzaine de cartes, & sur chacune d'elles une lettre de l'alphabet : dans la premiere case, une douzaine d'*a* grands & petits ; dans la seconde, une douzaine de *b*, &c. On présente au Sourd & Muet une des cartes, dont j'ai parlé dans l'article précédent. Si c'est la carte où est écrit *le front*, on tire avec lui & on lui fait tirer une *l* de sa case, & la mettre sur la table, ensuite un *e*, après cela un *f* & une *r*, &c. Cette opération étant finie, on lui fait remettre chaque lettre dans sa case, & on procede à un autre mot de la même maniere. Il n'est pas long-temps sans écarter la main, qui en le conduisant tracasse son amour propre : on le laisse faire. Quelquefois il se trouble, & ses compagnons, dont il a repoussé la main, se moquent de lui. Plus souvent il réussit bien ; mais alors il m'apporte avec complaifance les fept ou huit cartes qu'il a bien arrangées pour en faire un feul mot. Je les regarde ; j'approuve fon ouvrage, & je l'embraffe. Il s'en retourne à fa table bien content de lui-même , & croit déjà être fçavant.

Jufqu'ici je ne fuis entré pour rien dans fon inftruction ; mais dès ce premier jour il ne s'en va pas , fans que j'aie commencé à lui faire faire ufage des fignes méthodiques, en lui expliquant avec beaucoup d'appareil, *je porte , tu portes , &c.* de la maniere dont je fupplie inftamment qu'on voie dès maintenant le détail (page 96) où j'ai cru devoir le placer , en répondant à une objection de MM. les Dactylologiftes.

Les leçons fuivantes fe font comme la premiere. Les cartes où font écrits les noms, fe multiplient à proportion de l'intelligence du ſujet. Il s'en trouve qui en ſçavent plus de quatre-vingt dès la troiſieme leçon. La conjugaiſon du verbe *porter* ſe continue ; mais bientôt le Sourd & Muet ne ſe ſoucie plus ni des cartes , ni du bureau typographique , & ſur-tout de celui-ci , qu'il regarde comme un jeu d'enfant. Il aime bien mieux, d'après le modele du verbe *porter* , en conjuguer d'autres , comme *je tire , je pouſſe , je preſſe , je frappe ,* &c. Je ne dirai point qu'en les écrivant, il en apprend les ſignes : il les ſçavoit auſſi-bien que nous, & les adaptoit toujours aux choſes ſignifiées ; mais il apprend à les appliquer aux mots qu'on lui fait écrire.

Ce n'eſt point moi qui préſide à cet ouvrage , ce ſont d'autres perſonnes qui veulent bien me rendre ce ſervice; ou de plus anciens Sourds & Muets qui s'en chargent avec plaifir. Pendant ce temps-là je fais ma dictée, dont je parlerai dans la suite, & qui n'a rien de commun avec ce nouveau Disciple. Il ne se réunit avec nous qu'au moment auquel nous en faisons l'explication. Mais il retournera encore plusieurs fois à sa table particuliere, pour se perfectionner dans les conjugaisons, & ne reviendra de même, que lorsqu'il sera temps de faire une nouvelle explication.

C'est dans ce mélange de Leçons particulieres où il conjugue, & d'Explications publiques, dans lesquelles on lui fait faire sur chaque mot, en cinquieme ou sixieme instance, les signes méthodiques dont les autres lui ont donné l'exemple, qu'il apperçoit très-clairement ce que signifient dans notre langue les signes dont il faisoit usage jusqu'alors, sans connoître les mots par lesquels nous les exprimons. Il voit que s'il se montroit lui-même avec le bout de son doigt, il annonçoit la même chose que nous voulons faire entendre, en difant ou en écrivant *je* ; que s'il abordoit quelqu'un en lui portant son doigt fur l'eftomac, c'étoit *tu* que ce gefte fignifioit ; que s'il parloit d'un troifieme, préfent ou abfent, il dirigeoit fa main ou vers lui, ou vers l'endroit où il fuppofoit qu'il étoit allé, & que c'étoit alors un *il* qu'il vouloit indiquer ; que fi en promenant fa main, il fe montroit lui-même & quelques autres, cela faifoit *nous* ; que ce même figne fait fur ceux auxquels il parloit, fans s'y renfermer lui-même, vouloit dire *vous* : enfin, que ce figne fait fur deux ou plufieurs perfonnes, fans s'y comprendre lui-même, ni ceux auxquels il parloit, repréfentoit un *ils*.

Il fe reconnoît donc avec plaifir dans fon ancien langage, & eft très-content de voir que le nôtre s'y accorde. Cependant il connoît déjà les six perfonnes des verbes de la Grammaire ; & voyant de fes propres yeux, que les trois perfonnes *je*, *tu*, *il*, fe difent toujours d'un feul, & qu'au contraire les trois autres, *nous*, *vous*, *ils*, fe difent toujours de plufieurs, il diftingue clairement dans notre langage le fingulier d'avec le pluriel, qu'il n'avoit jamais confondus dans le fien.

CHAPITRE V.

Comment on doit continuer l'Instruction des Sourds & Muets par les signes méthodiques.

ARTICLE PREMIER.

Explication des Verbes.

JE ne parlerai point ici des personnes & des nombres. On vient de voir avec quelle facilité les Sourds & Muets peuvent les comprendre, par l'usage continuel qu'on leur en fait faire chaque jour de leçon, en se conformant toujours à l'explication qu'on leur en a donnée dès le premier jour.

La différence des temps & des modes ne présente pas beaucoup plus de difficultés. Il ne s'agit que d'aider tant soit peu le langage naturel des signes, auquel les Sourds & Muets

sont

font accoûtumés. Un Sourd & Muet vouloit-il exprimer une action présente? il faisoit un signe naturel que nous faisons tous en pareil cas sans nous en appercevoir; il retrouve ce même signe dans nos leçons pour indiquer le présent d'un verbe. S'agissoit-il de faire entendre qu'une action étoit passée? il jettoit au hazard deux ou trois fois sa main droite du côté de son épaule : nous nous servons du même signe pour caractériser les temps passés d'un verbe. Enfin, s'il desiroit annoncer une action future, il faisoit aller sa main droite devant lui : c'est encore ce même signe que nous lui donnons pour représenter le futur d'un verbe.

Mais il est temps que l'art commence à venir au secours de la nature. On lui a fait apprendre & écrire plusieurs fois de lui-même les noms des sept jours de la semaine. On lui dit de nouveau de les écrire l'un sur l'autre ; & lorsqu'il l'a exécuté, on met à droite & à gauche de son écriture ce qui se trouve ici avant & après ces mêmes mots, dans un langage proportionné à ses connoissances nouvellement acquises.

PLUSQUE-PARFAIT.

Avant avant-hier Dimanche, J'avois mangé du pain-
béni.

PARFAIT.

Avant-hier . . . . Lundi , . . . J'ai mangé de la brioche.

IMPARFAIT.

Hier . . . . . . Mardi , . . Je mangeois des cerises.

PRÉSENT.

Aujourd'hui . . . Mercredi, Je mange des bigarreaux.

FUTUR.

Demain . . . . Jeudi , . . . Je mangerai un cervelas.

FUTUR.

Après-demain . . . Vendredi, Je mangerai du pain sec.

FUTUR.

Après après-demain Samedi , Je mangerai du beurre avec
mon pain.

Alors on apprend au Sourd & Muet à gêner sa liberté. Il jettoit indiffé-

remment fa main, une ou plufieurs
fois, vers fon épaule, pour exprimer
une chofe paffée : on lui dit qu'il ne
faut la jetter qu'une fois, quand il
s'agit de l'imparfait ; deux fois, quand
il eft queftion du parfait ; & trois
fois pour le plufque-parfait : ce qui
eft vraiment analogue à la chofe fignifiée, le plufque - parfait annonçant
une action plus anciennement paffée
que le parfait, & celui-ci faifant la
même chofe à l'égard de l'imparfait.

On a eu foin de lui faire obferver
plufieurs fois dans les conjugaifons la
différence des mots dont chacun de
ces temps font compofés, en lui mettant le doigt fur les finales de toutes
leurs perfonnes. On lui a fait auffi
remarquer qu'il y a dans notre langue
huit temps de l'indicatif, qu'on met
à côté l'un de l'autre fur une même
ligne horizontale avec chacun leur
titre ; la table fur laquelle on le fait

écrire, étant partagée pour cela en huit quarrés égaux qui sont ineffaçables. On lui a montré que de ces huit temps, il y en a quatre qui sont intitulés, *parfait*, en cette maniere : *premier parfait, second parfait, troisieme parfait, quatrieme parfait.* Les signes qui doivent les exprimer se présentent donc tout naturellement. Après avoir porté sa main deux fois à son épaule, ce qui est le signe commun à tout parfait, & l'avoir remise devant soi dans sa situation ordinaire, à peu près au milieu de l'estomac, on leve perpendiculairement (sans que la main quitte cette place) autant de doigts qu'il en faut, pour représenter un, deux, trois ou quatre ; ce qui annonce au Sourd & Muet quel est le parfait dont on parle, & celui qu'il doit écrire si on lui dicte.

Nous ne laissons point ignorer au Sourd & Muet la différence qu'il y a entre les *parfaits*, qui expriment un temps passé, mais indéterminé, & ceux qui déterminent le temps où s'est accompli ce qu'ils représentent.

Donnons un exemple : *Nous eûmes mangé*. Pour rendre ces trois mots par les signes méthodiques, on fait d'abord le signe de *nous*, ensuite le signe de l'action de *manger*, après cela le signe du *parfait*, enfin le signe de quatrieme, c'est-à-dire, du quatrieme *parfait*. Au reste, ces signes s'expédient beaucoup plus vîte que la plume ne peut écrire.

Nous en sommes aux modes. Comme il ne faut point multiplier les êtres sans nécessité, l'indicatif n'a pas besoin de signes, si ce n'est lorsque le Sourd & Muet rend compte des parties du verbe ; parce qu'il suffit qu'aucun signe n'indique un autre mode, pour que le mot du verbe dont il s'agit soit à l'indicatif.

Mais le Sourd & Muet a remarqué le figne de la main & des yeux qu'on lui faifoit toujours , & qu'il faifoit lui-même en cas de befoin, pour exprimer un commandement : il retrouve avec nous ce figne pour indiquer l'impératif.

Il voit à tout moment deux verbes qui font joints par un *que* ; on lui dit que ce *que* eft comme le nœud qui les réunit ; & faifant un double crochet des deux doigts, appellés *index*, pour les attacher enfemble , ce figne devient la marque du conjonctif ou fubjonctif.

Nous avons trois temps qui ne font point de ce mode. Ils font appellés par M. Reftaut, *futur paffé , conditionnel préfent , conditionnel paffé.* Nous les mettons avec le fubjonctif, afin de nous accorder , en faifant ce qu'on appelle les parties en termes Scolaftiques , avec la difpofition de

la Grammaire Latine qui les y place.
Nous avertiſſons cependant qu'ils
n'en ſont pas , & nous les caractéri-
ſons par des ſignes qui leur ſont
propres.

Voici comme nous les expliquons.
Nous écrivons ſur la table : *J'aurai
donné à N. qui eſt dans une ſeconde
chambre , &c.* Nous montrons que
tant que je reſte dans la premiere
chambre , la donation eſt future ;
qu'elle devient préſente lorſque je
ſuis dans la ſeconde & que je donne,
mais qu'elle eſt paſſée lorſque je ſuis
dans la troiſieme. Nous faiſons donc
le ſigne qui convient à l'action de
donner, & enſuite le ſigne du futur
& celui du parfait.

Nous donnons le ſigne de futur-
imparfait au temps que M. Reſtaut
appelle un conditionnel préſent ,
parce que la volonté de donner nous
ſemble annoncer une futurition ; mais

au même temps que je parle, cette volonté étant déjà arrêtée par le défaut de la condition, il nous paroît que le frein qui nous arrête, & qui est antérieur à notre expression, doit avoir pour signe l'imparfait.

Par la même raison nous donnons le signe de futur plusque-parfait au temps que M. Restaut appelle conditionnel passé, parce que si le défaut de condition n'eût point arrêté ma volonté, la donation seroit déjà au plusque-parfait, lorsque je serois dans la quatrieme chambre.

La condition s'exprime par l'exemple d'un enfant pour lequel j'apporte unLivre, dans l'intention de le lui donner s'il sçait bien sa leçon. Il me la récite; & s'il s'en tire bien, je lui donne ce Livre : mais s'il ne la répete pas comme il faut, je remets mon Livre avec ostentation dans ma poche, en lui disant qu'il ne l'aura pas, parce qu'il est un paresseux.

Les habiles dans cet art trouveront peut-être que je m'écarte en quelque chofe de la précifion des temps. Voici toute ma réponfe : La Théologie eft mon élément ; la Grammaire ne l'eft point ; je n'en fçais pas, & il ne m'eft pas néceffaire d'en fçavoir davantage pour conduire les Sourds & Muets au falut. C'eft le but que je me fuis propofé en me chargeant de les inftruire ; & je n'ai ni le temps, ni la volonté de m'appliquer à une étude approfondie de tout ce qui n'entre point néceffairement dans ce plan. S'il arrive dans la fuite que quelque Sourd & Muet s'éleve au deffus de la foule de fes condifciples, & qu'il defire avoir une connoiffance plus détaillée du nombre réel, de la dénomination & de la diftinction des temps de notre langue, il trouvera de quoi fatisfaire fon goût dans un excellent ouvrage fur cette matiere, qui eft intitulé ;

Essai Synthétique sur l'origine & la formation des Langues. A Paris, chez Ruault, Libraire, rue de la Harpe, 1774. C'est à la profonde érudition de M. l'Abbé C*** que le Public en est redevable.

Le Sourd & Muet voit très-souvent exprimer l'action qu'un verbe signifie, sans désigner aucune personne qui agisse ou qui doive agir. L'action de chercher, & le défaut de trouver la personne ou les personnes qui agissent ou qui doivent agir, devient le signe de l'infinitif (ou indéfinitif), devant lequel on ne met aucune personne, ni du singulier, ni du pluriel. On a soin de faire observer qu'en François, l'infinitif se termine toujours en *er*, ou en *ir*, ou en *oir*, ou en *re*.

En faisant comme si je tirois une épingle, ou un fil, ou un petit morceau de chaque côté de mon habit, j'exprime la nature du participe, qui prend partie du verbe & partie du nom. Il se décline comme les noms, & il gouverne les mêmes cas que les verbes.

Enfin, pour faire connoître la différence du verbe actif & du verbe passif, nous portons un enfant dans un fauteuil. Notre action est sensible, & nous la faisons remarquer aux Sourds & Muets. L'enfant qui est porté ne fait aucun mouvement : ses bras & ses mains, ses jambes & ses pieds sont pendans, & demeurent immobiles, comme s'il étoit paralytique. Ce sont les deux signes par lesquels nous caractérisons ces deux especes de verbes.

ARTICLE II.

Explication des Noms & des Pronoms par les signes méthodiques.

JE n'ai point voulu interrompre

tout ce qui avoit rapport au verbe; mais pour entendre ce que je viens de dire du participe, il a fallu apprendre à décliner, ce qui (dans notre langue) n'eſt pas l'affaire de plus d'une demi - heure ; & ſi nous ne commençons point par les déclinaiſons, comme on fait ordinairement dans les Méthodes, c'eſt parce qu'elles ne nous fourniſſent pas autant de moyens de développer l'intelligence des Sourds & Muets.

Venons donc à l'explication des noms.

Nous faiſons obſerver aux Sourds & Muets les jointures de nos doigts, de nos mains, du poignet, du coude, de l'épaule, &c. & nous les appellons articles ou jointures. Nous écrivons enſuite ſur la table que *le*, *la*, *les*, *de*, *du*, *des*, joignent les mots comme nos articles joignent nos os. Dès-lors le mouvement de l'index droit, qui s'étend & qui se replie en forme de crochet, devient le signe raisonné que nous donnons à tout article. Nous en exprimons le genre en portant la main au chapeau pour l'article masculin *le*, & à l'oreille où se termine ordinairement la coëffure d'une personne du sexe pour l'article féminin *la*. Nous en annonçons le pluriel ou le singulier par le signe des doigts qui convient à l'unité ou à la multiplicité.

Quant à *de*, *du*, *des*, ce sont des articles au second cas. Ils ont donc le signe qui convient à celui-ci. On le trouvera quelques lignes plus bas. Nous avons soin de faire observer que le *de*, *du*, *des*, de l'ablatif, n'est point un article, mais une préposition qui a son signe particulier à proportion de l'usage auquel on l'emploie.

En apprennant ses déclinaisons, le Sourd & Muet apperçoit clairement

la distinction des cas, soit dans le singulier, soit dans le pluriel. Ils ont
chacun leur signe conforme à la place
qu'ils y occupent : *premier*, *second*,
troisieme, &c. indiquent le nomina-
tif, le génitif, le datif, &c. Ces
signes se font avec la main gauche,
en la faisant marcher horizontalement dans le même sens que l'écriture. Nous dirons tout-à-l'heure,
comment premier & second, &c. se
distinguent d'un & deux, &c.

Les noms adjectifs ne peuvent sub-
sister seuls ; ils sont faits pour s'appliquer sur d'autres, qui doivent nécessairement être exprimés ou sous-
entendus. La main droite, qu'on
porte & qu'on applique sur la main
gauche, est le signe de ces noms. Il
n'en est pas de même des noms substantifs. Ceux-ci expriment communément une personne, ou une chose,
ou une action. Nous ne leur donnons

point ordinairement de fignes, parce qu'il fuffit qu'un nom ne foit pas adjectif par fa nature pour qu'il puiffe fubfifter feul, & par conféquent qu'il foit un fubftantif.

Les noms de nombre fe divifent en cardinaux & en ordinaux. Ils ont chacun les fignes qui leur font propres. Pour dire *trois*, nous tenons trois doigts élevés perpendiculairement. Pour dire *troifieme*, nous les tenons couchés & les faifons avancer horizontalement vis-à-vis de nous, ce qui indique tout à là fois que *troifieme* eft à la file des autres & le rang qu'il y tient.

Pour exprimer par fignes les pronoms, nous faifons un rond avec un crayon fur la table, & nous mettons au milieu une tabatiere. Enfuite nous la pouffons hors de ce rond pour y mettre autre chofe. Un pronom eft un mot qui fe met à la place d'un nom , & le signe commun à tous eſt l'action que nous venons de faire. Chacun d'eux enſuite a ſon ſigne particulier , à proportion de ce qu'il ſignifie.

En expliquant les perſonnes des verbes , nous avons annoncé les ſignes des pronoms perſonnels. Les démonſtratifs ſe montrent en les indiquant du bout du doigt ; les relatifs , en mettant le doigt deſſus , & le portant auſſi-tôt ſur le nom auquel ils ſe rapportent. Nous plaçons les poſſeſſifs au rang des adjectifs. D'autres Méthodes l'ont fait avant nous.

Mais il eſt juſte de donner ici une idée de la diverſité de nos ſignes. Les mots ſuivans , *je , moi , mon , ma , mes , le mien , la mienne , les miens , les miennes ,* ont chacun leur ſigne diſtinctif ; & ſi cela n'étoit pas , il ſeroit impoſſible que les Sourds & Muets écriviſſent *currente calamo*

calamo sous la dictée des signes méthodiques.

J'ai dit ci-dessus quel est le signe de *je*. On exprime *moi* en mettant sa main sur sa poitrine, comme un Prêtre qui fait un serment en Justice. 1°. Parce que les doigts sont alors disposés dans le même ordre que les cas d'un nom qu'on écrit l'un sur l'autre. Or, *moi* est le plus ordinairement un des cas de *je*. 2°. Parce que *moi* étant plus expressif & plus exclusif de tout autre que *je*, il est dans l'ordre de lui donner un signe qui fixe davantage les yeux sur moi. D'ailleurs il n'est personne qui, en y faisant attention, ne reconnoisse qu'on fait comme naturellement le premier de ces deux gestes ; en disant, *je desire*, *je pense*, &c. mais qu'on fait le second, en disant : telle chose est à *moi*, telle chose est pour *moi*.

Pour exprimer *me*, nous tenons

précisément la même situation que je viens de représenter ; mais sur le champ nous portons l'index de la main droite sur le bout de l'index de la main gauche, pour faire entendre que ce pronom est conjonctif, c'est-à-dire, qu'il se met toujours avec un verbe. Tous les autres, *mon*, *ma*, *mes*, *&c.* s'expliquent suivant les regles des adjectifs, avec cette différence, que l'article qui précede les quatre derniers, annonce qu'ils sont absolus, c'est-à-dire, qu'on ne les joint pas avec le nom substantif auquel ils se rapportent.

Les pronoms relatifs & interrogatifs, *qui*, *que*, *quel*, *quelle*, *quels*, *quelles*, *lequel*, *laquelle*, *lesquels*, *lesquelles*, ont aussi chacun leur signe distinctif. Il en faut trois différens pour le seul mot *que*, à proportion qu'il est ou un pronom interrogatif, ou un relatif-conjonctif, ou une simple conjonction. Dans le premier cas on met le doigt deſſus, & auſſi-tôt on le porte ou ſur le *D*, qui eſt au commencement de la phraſe, & qui ſignifie *Demande*, ou ſur le point interrogatif qui ſe trouve à la fin de cette même phraſe. Nous avons dit ci-deſſus comment on exprime les relatifs, & les conjonctifs, & les ſimples conjonctions.

Eſt-il donc poſſible, dira ſans doute quelqu'un, que des Sourds & Muets ſaiſiſſent toutes ces différences ? Il n'eſt plus queſtion de demander, ſi cela eſt poſſible, lorſque cela eſt en effet : *Ab actu ad poſſe valet conſecutio.* Mais qu'il me ſoit permis de répéter, que ſi cela n'étoit pas, nos Sourds & Muets ne pourroient point écrire, *currente calamo*, ſous la dictée des ſignes. D'ailleurs MM. les Dactylologiſtes eux-mêmes ne nous conteſtent pas cet article, dont ils ont été convaincus par leurs propres yeux (on doit sentir toute la force de cette preuve). Enfin des milliers de personnes de tout état, qui ont assisté à nos Exercices ou à nos Leçons ordinaires, en ont été & en sont tous les jours les témoins.

Cette difficulté, qu'on se figure à soi-même, de saisir ces différences, n'est qu'un fantôme qui disparoît à mesure qu'on s'en approche. Non seulement on s'imaginoit que ce devoit être un cahos impénétrable pour les Sourds & Muets de naissance, mais on pensoit pour soi - même qu'en jouissant de toutes ses facultés, on auroit bien de la peine à le démêler. Cependant aussi-tôt qu'on s'y applique, les nuages se dissipent, tout s'éclaircit, & on apperçoit une route dans laquelle on peut marcher & conduire les autres.

Nous avons dit dans notre qua-

trieme Lettre, en 1774, que dans
l'efpace de deux mois, ou environ,
M. Dom Francifco de Angulo, Efpagnol, avoit acquis l'ufage d'écrire fur
le champ tout ce qu'il me plaifoit de
lui dicter par mes fignes méthodiques.
Je ne lui donnois que quatre leçons
par femaines. Nous en avons maintenant une nouvelle preuve. Deux Cha-
noines de l'Eglife du Mans, touchés
de compaffion pour cinq Sourds &
& Muets qui font dans l'Hôpital de
cette Ville, ont pris de concert la
réfolution de s'appliquer à les inftruire; & dans cette vue ils ont defiré
de fe mettre au fait de notre méthode. L'un deux eft venu exprès à
Paris : l'autre y étoit déjà. En venant
tous les jours chez moi, excepté les
jours de Dimanches & Fêtes, au bout
de trois femaines ces deux Meffieurs
écrivoient couramment fous la dictée
de mes fignes : ils fe dictoient chez

eux l'un à l'autre ; ils se plaisoient
aussi à se faire dicter par des Sourds
& Muets ; car, ceci soit dit en passant,
non seulement nos Sourds & Muets
écrivent sous la dictée des signes, mais
ils dictent eux - mêmes de cette maniere à l'ouverture du Livre , quand
il se trouve quelqu'un qui desire en
faire l'épreuve. Enfin ces deux Messieurs commencent à écrire , sans le
secours d'aucun signe , sur la seule
inspection du mouvement des levres.
La même chose arriveroit infailliblement à toute personne intelligente
qui auroit la charité de se consacrer
à l'instruction d'un ou de plusieurs
Sourds & Muets.

Je crois qu'on me pardonnera cette
espece de digression , qui peut devenir utile aux Sourds & Muets présens & à venir.

La préposition ne se décline, ni ne
se conjugue point. Elle se met avant

un nom, ou un pronom, ou l'infinitif d'un verbe. Chacune a fon figne
particulier conforme à fa fignification ; mais le figne général qui leur
convient à toutes, fe fait en courbant
les doigts de la main gauche, & faifant marcher cette même main dans
cette fituation de gauche à droite fur
la ligne même qu'on lit ou qu'on
écrit, parce qu'alors on y rencontre
les prépofitions avant que de trouver
le mot auquel elles fe rapportent,
ou plutôt qu'elles régiffent.

Nous avons parlé ci - deffus de
la conjonction. Nous parlerons bientôt de l'adverbe. Sera-t-on furpris
maintenant que des Sourds & Muets
foient en état de faire les parties de
toutes phrafes qu'on leur préfente,
& de dire ce qu'eft chaque mot,
où il fe trouve, & pourquoi il s'y
trouve?

ARTICLE III.

Usage plus détaillé des Signes méthodiques.

VOICI maintenant le plus grand usage de nos signes méthodiques, pour dicter à nos Sourds & Muets tout ce que nous voulons qu'ils écrivent.

Une même opération ou disposition de l'esprit, ou du cœur, ou du corps, &c. peut se rendre tantôt par un verbe, tantôt par un nom, soit substantif, soit adjectif, & quelquefois par un adverbe. Puisque c'est la même opération ou disposition, il faut nécessairement le même signe radical qui y corresponde. Je donnerai pour exemple le verbe *aimer* dans toutes ses parties, soit actives, soit passives, *l'amitié, l'amour, aimable, ami, amie, amiablement, amical, amicalement :* tous ces mots ont

le

le même figne radical, qui s'exécute
en mettant fortement fa main droite
fur fa bouche , pendant que la gauche eft fur le cœur , & rapportant
enfuite la main droite avec une nouvelle force fur le cœur conjointe-
ment avec la main gauche.

Cependant il ne faut pas que le
Sourd & Muet , à qui je dicte une
leçon ou une lettre , fe trompe dans
le choix d'aucun de ces mots , qui de
bon compte font au nombre de plus
de deux cens-quarante , en y com-
prennant toutes les perfonnes , les
nombres, les temps & les modes du
verbe actif & du verbe paffif , les
nombres, les genres & les cas des
noms fubftantifs & adjectifs.

S'il s'agit de quelque partie du
verbe, le figne de la perfonne , du
nombre, du temps & du mode, joint
avec le figne radical que nous avons
donné ci-deffus , annonce au Sourd

Partie I.   G

& Muet, qui sçait conjuguer, ce qu'il faut qu'il écrive.

Si je veux dicter *l'amitié*, je fais d'abord le signe de l'article, & ensuite le signe radical, c'en est assez pour faire comprendre que c'est le nom substantif que je demande.

Si c'est *l'amour* que je veux faire écrire, je fais les deux mêmes signes que pour *l'amitié*; mais j'y ajoute une plus grande activité, tant sur la bouche que sur le cœur, parce que l'amour est plus ardent que l'amitié.

Est-il question de ce mot *aimable*? je fais le signe radical, ensuite je porte ma main droite sur ma main gauche; ce signe annonce que c'est une qualité qui s'ajoute à un nom substantif, & qui s'applique sur lui; en un mot, que c'est un nom adjectif que je demande. Il faut y joindre le signe d'attirer, parce que ce mot

fignifie ce qui attire l'amitié ou l'a-
mour.

Le terme *d'ami* eft correlatif. Il fuppofe deux perfonnes qui ont de l'a-
mitié l'une pour l'autre. Si je fuis
moi-même un des deux amis, je me
montre moi-même, & je fais le figne
radical. J'indique enfuite du bout du
doigt la perfonne qui eft mon ami
ou fon nom. Après cela je fais une
feconde fois le figne radical, & je
retourne le bout de mon doigt vers
moi-même, pour montrer que l'a-
mitié de cette perfonne fe rapporte à
moi, comme mon amitié fe rapporte
à elle.

Il eft aifé de concevoir l'application que je dois faire de ces fignes,
lorfque je ne fuis point intéreffé dans
cette amitié, & qu'il s'agit de deux
autres perfonnes ; comme auffi les
fignes qu'il convient de faire, à proportion du nombre ou du genre des

perſonnes dont on veut annoncer l'amitié.

S'agit-il de ce mot *amiablement* ? je fais le ſigne radical, enſuite un ſecond ſigne, qui annonce qu'il n'y a pas de conteſtation : après cela je mets ma main proche mon côté droit, ſans cependant y toucher, pour faire entendre que c'eſt un mot qui ſe met le plus ordinairement à côté d'un verbe, & qui ſert à le modifier : c'eſt ce que nous appellons un *adverbe*.

Faut-il dicter ce mot *amical* ? je fais le ſigne radical, & enſuite le ſigne de l'adjectif. J'y ajoute un ſouris gracieux, accompagné d'un geſte qui l'eſt pareillement.

Enfin, pour exprimer ce mot *amicalement*, je fais le ſigne radical, le ſouris & le geſte gracieux, & enſuite le ſigne de l'adverbe.

C'eſt ainſi que nous faiſons en ſorte de ne rien donner à l'arbitraire ; il faut

toujours que ce foit ou l'imitation de
la nature, ou la raifon qui nous con-
duife dans tous nos fignes. Ne peut-
on pas efpérer beaucoup de l'éducation d'un Sourd & Muet, qu'on
commence à monter fur ces regles
dès les premieres leçons auxquelles
il affifte, & qui en voit répéter plus
d'une centaine de fois l'application
tous les Mardis & tous les Vendredis ?

ARTICLE IV.

*Comment les idées Métaphyfiques s'ex-
priment par les Signes méthodiques.*

ON nous demande tous les jours
comment nous pouvons faire entendre à des Sourds & Muets toutes
fortes de mots, & principalement
ceux qui expriment des idées Métaphyfiques.

Il n'eft point de mot qui ne fignifie quelque chofe, & il n'eft point de

chofe qui ne puiffe être fignifiée par un ou plufieurs mots. Ces mots peuvent fe dire à quiconque a des oreilles duement organifées, & s'écrire fous les yeux de quiconque n'a point la faculté d'entendre. Lorfqu'on les dit, & qu'ils ne font pas entendus, c'eft-à-dire, compris, on les explique de vive voix par d'autres mots : fi ces derniers ne font pas encore affez intelligibles, on en cherche d'autres qui le foient davantage. Avec les Sourds & Muets, c'eft précifément la même opération qui fe fait par écrit, jufqu'à ce qu'on foit parvenu à des mots qui ont été cent & cent fois compris par fignes, & qui répandent la lumiere fur ce qui étoit obfcur.

Il eft très-rare que je fois obligé d'en venir jufqu'à la feconde opération ; & fi cela arrivoit fouvent, ce feroit une preuve que je n'aurois pas

des idées bien nettes, & que je ne
fçaurois pas choifir mes expreffions.
J'ai donné dans une de mes Lettres
précédentes un exemple de ces fortes
d'explications ; il faut le répéter ici
avec plus d'étendue.

Il n'eft peut-être point de mot plus
difficile à expliquer par fignes que
celui-ci, *je crois*. Voici donc de quelle
maniere nous nous y prenons : après
avoir écrit fur la table, *je crois*, nous
tirons quatre lignes ainfi difpofées :

Je crois.   Je dis *oui* par l'efprit. Je penfe
que *oui*.
Je dis *oui* par le cœur. J'aime à
penfer que *oui*.
Je dis *oui* de bouche.
Je n'ai pas vu, & je ne vois pas
encore de mes yeux.

Nous recueillons enfuite ce qui eft
écrit fur ces quatre lignes, & nous
le portons fur le mot *je crois*, pour
faire entendre que tout cela y eft
renfermé.

G 4

S'agit-il, après cette explication, de dicter par les signes méthodiques ce mot, *je crois?* je fais d'abord le signe de la premiere personne du singulier en me montrant moi - même avec l'index de ma main droite , dont le bout est tourné vers ma poitrine. Je mets ensuite mon doigt sur mon front, dont la partie concave est cen-sée renfermer mon esprit, c'est-à-dire, ma faculté de penser , & je fais le signe de *oui.* Après cela je fais le même signe de *oui* en mettant mon doigt sur la partie de moi - même , qu'on regarde ordinairement comme le fiege de ce que nous appellons notre cœur dans l'ordre spirituel, c'est-à-dire, de notre faculté d'aimer (quoiqu'il ait été dit plusieurs fois que ces deux facultés sont spirituelles & n'occupent point de place). Je fais ensuite le même signe de *oui* sur ma bouche en remuant mes levres. Enfin je mets ma main fur mes yeux ; & en faifant le figne de *non*, je montre que je ne vois pas. Il ne me refte plus que le figne du préfent à faire, & on écrit *je crois* ; mais en l'écrivant, on le comprend beaucoup mieux que la plupart de ceux qui parlent & qui entendent. Il eft inutile de répéter ici que tous ces fignes fe font en un clin d'œil.

D'après ce que je viens de dire, & ce que j'ai expliqué précédemment fur la maniere d'employer diffé-remment un même figne radical, il eft aifé de concevoir comment il faudra dicter, *nous avons cru, ils croiront, que vous euffiez cru ; la foi, le fidele, l'incrédule, l'incrédulité, incroyable,* &c.

On m'a fouvent demandé comment je faifois comprendre aux Sourds & Muets ce que c'eft qu'*entendre,* & ce qui les prive de cette faculté.

Je demande qu'on m'apporte une grande terrine, & je la fais remplir d'eau. Lorſque l'eau eſt bien repoſée, j'y laiſſe tomber perpendiculairement une boule d'ivoire, ou quelqu'autre choſe de ſemblable, que je tenois entre mes doigts. Alors je fais obſerver le mouvement d'ondulation qui ſe fait dans l'eau, & qui ſeroit beaucoup plus ſenſible dans un baſſin ou dans la riviere ; mais les Sourds & Muets qui l'ont ſouvent apperçu dans l'un ou dans l'autre, ſe le rappellent très-aiſément. Enſuite j'écris ſur la table ce qui ſuit : *je jette la boule dans l'eau ; l'eau s'écarte & va frapper les bords de la terrine.* Il n'eſt aucun de ces mots qui ne ſoit entendu des Sourds & Muets.

Après cela je prends un écran ou quelqu'autre choſe de ſemblable, & en l'agitant avec la main, je m'en ſers pour faire voltiger les rideaux, les manchettes, des feuilles de papier, &c. Je souffle aussi sur la main, & j'appelle tout cela *air*. Alors j'écris de nouveau sur la table. *La chambre est pleine d'air, comme la terrine est pleine d'eau : je frappe sur la table, & l'air s'écarte & va frapper les murailles de la chambre, comme l'eau s'écarte & va frapper les bords de la terrine.*

Je prends ensuite ma montre à réveil, & plaçant l'aiguille à l'endroit où elle doit être pour opérer la détente, je fais sentir à chacun des Sourds & Muets le petit marteau qui frappe son doigt avec beaucoup de vîtesse. Je leur dis ensuite que nous avons tous un petit marteau dans l'oreille, & que l'air en s'écartant pour aller frapper les murailles de la chambre, rencontre notre oreille, qu'il y entre & qu'il fait remuer ce petit marteau, comme je fais remuer avec le souffle de ma bouche le petit coin de mon mouchoir. (C'est mon langage avec eux. Je ne dois point ici le rendre autrement). Ensuite je fais placer contre la muraille une personne qui entend & qui me tourne le dos, & je la prie qu'aussi-tôt qu'elle m'entendra frapper sur la table , elle se retourne & vienne vers moi. Je frappe donc , & elle exécute ce dont nous sommes convenus. Alors je montre que l'air a rencontré son oreille , qu'en y entrant il a fait remuer son petit marteau , & que ç'a été ce mouvement qu'elle a senti, qui l'a fait se retourner & venir vers moi.

Après cela j'envoie la même personne dans une autre chambre : je frappé , & à l'instant elle arrive. Je déclare que la même opération s'est faite dans son oreille , & lui a servi d'avertissement pour venir nous trouver. C'est ainsi que nous montrons la propagation du son par le moyen

de l'ondulation de l'air. (Nous expliquons auſſi, pourquoi cette propagation eſt beaucoup plus lente que celle
de la lumiere). Quant à ce qui ſe
paſſe dans l'intérieur de l'oreille,
MM. les Anatomiſtes voudront bien
ſe reſſouvenir que nous parlons à
des Sourds & Muets, & qu'il n'eſt
pas queſtion de rechercher ici une
exactitude phyſique.

Nous faiſons comprendre aux
Sourds & Muets, que s'ils n'entendent pas, c'eſt parce qu'ils n'ont
pas ce marteau dans l'oreille, ou qu'il
eſt trop enveloppé pour que le mouvement de l'air puiſſe y faire impreſſion ; ou enfin parce que s'il ſe re-
mue & qu'il frappe, la partie ſur laquelle il agit eſt comme paralytique.

Je dois dire en paſſant, que toutes
les fois que j'ai fait cette explication,
elle a produit dans les Sourds &
Muets deux effets bien différens ;

les uns témoignant une grande joie de sçavoir ce que c'étoit qu'entendre, & les autres se livrant à une tristesse profonde de ce qu'ils n'avoient point ce marteau dans l'oreille, ou de ce qu'il y étoit enveloppé. Les deux premieres qui ont assisté à cette leçon, en ayant rendu compte chez elles, ne pouvoient contenir leur mauvaise humeur, lorsqu'elles apprirent que le chat de la maison & le serin avoient chacun leur petit marteau; & comme c'étoit un Vendredi, elles demanderent, si la carpe en avoit aussi un. Leur maîtresse leur répondit qu'elle n'en sçavoit rien.

On est étonné de voir qu'un Sourd & Muet écrive sous ma dictée par signes, *Monsieur est un Théologien*, avec la même facilité qu'il écriroit, *Monsieur est un Menuisier*, parce que j'aurois fais le signe d'un homme qui rabote une planche. Cela est tout simple. Un premier signe montre dans ma bibliotheque l'Ecriture Sainte & les Peres de l'Eglise. Le second signe indique un homme qui les lit avec attention. Le troisieme , un homme qui réfléchit sur ce qu'il a lu ; & le quatrieme, un homme qui écrit ses réflexions. N'est - ce pas là un Théologien ? & le Sourd & Muet qui écrit ce mot, ne l'entend - il pas mieux que la plupart de ceux qui le prononcent ? Si ma bibliotheque n'étoit pas présente, il faudroit quatre signes de plus ; sçavoir , deux pour repré- senter les divines Ecritures, & deux autres pour indiquer les Ouvrages des Peres. A quatre idées doivent né- cessairement répondre quatre signes. Il faut émier le pain qu'on donne à de petits oiseaux , de peur qu'il ne les étrangle au lieu de les nourrir. Ces exemples doivent suffire pour montrer le développement que nous sommes obligés de faire de chaque mot qui exprime plusieurs idées. Les Sourds & Muets que nous instruisons seroient bien à plaindre, si notre art ne consistoit qu'à remuer des mains & à faire des gestes. Nous ne laissons passer aucun mot sans l'expliquer; (& ceci soit dit en parenthese, il seroit à desirer qu'on fît la même chose pour l'éducation des enfans qui entendent & qui parlent). Nous faisons l'analyse d'un mot simple dont la signification est composée, comme *croire, adorer, &c.* Nous distinguons les différens sens dans lesquels on peut entendre un même mot, comme *apprendre, ordonner, &c.* Nous caractérisons les nuances qui différençient des verbes, dont les significations pourroient se confondre, tels que *voir, regarder, appercevoir, considérer, contempler.* Nous décomposons les mots qui renferment une ou plu-

sieurs

fieurs prépofitions avec un verbe, comme *emprifonner*, *défemprifonner*, ou des noms, foit fubftantifs, foit adjectifs, avec un verbe, tels que *pétrifier*, *fanctifier*, ou des adverbes avec un verbe, comme *fatisfaire*, *introduire*.

La Langue Latine nous fert beaucoup à l'égard de ceux mêmes qui ne l'entendent pas, & à plus forte raifon pour ceux qui l'entendent. Ainfi nous difons que *ducere* eft un mot Latin, qui fignifie *conduire*, & que *intrò* eft un autre mot Latin qui fignifie *dedans* ; qu'en joignant ces deux mots en un feul, cela fignifie *conduire dedans*. Le mot *faire* n'a pas befoin d'explication, il s'entend tout feul : *fatis* eft un mot Latin qui fignifie *affez* : *fatisfaire*, c'eft donc *faire affez*. Nous nous fervons également de la Langue Grecque pour les mots qui en dérivent.

Partie. I.   H

Il est très-facile de distinguer ici l'usage de l'écriture d'avec celui des signes méthodiques. Lorsque nous trouvons des mots qui ne peuvent se représenter par des signes naturels, tels que le mot *croire*, nous y substituons, par le moyen de l'écriture, d'autres mots, qui ont le double avantage, 1°. de rendre toute la signification & la force des premiers ; 2°. de pouvoir être représentés par des signes naturels. C'est alors que l'art des signes méthodiques vient s'emparer de ces mots, qui jusqu'alors lui étoient étrangers. Deux ou trois signes naturels enchâssés l'un dans l'autre en un clin d'œil, soumettent à la représentation oculaire les idées les plus métaphysiques, en y assujettissant les mots qui les expriment.

CHAPITRE VI.

Objection de MM. les Dactylologistes contre la Méthode des Signes.

LE plus sçavant des Disciples de M. Perreire qui attaque notre méthode, voudroit que je songeasse à supprimer peu à peu les signes méthodiques pour accoutumer insensiblement mes Eleves à l'intelligence, à l'esprit, au génie & au caractere de la langue : ce sont ses expressions.

Ce Monsieur trouve apparemment que notre méthode ne tend pas à ce but, ou qu'elle ne pourra jamais y faire parvenir nos Eleves, même en les introduisant dans la lecture des meilleurs Livres; & la ressource qu'il me présente pour les conduire à ce terme, c'est la DACTYLOLOGIE; c'est-à-dire l'Alphabet Manuel Espagnol, un *épellage* continuel (je fupplie qu'on me paffe ce terme), fecours vraiment utile à quiconque n'a pas d'autre moyen pour fe faire entendre des autres, & recevoir à fon tour la communication de leurs idées ; mais langage infipide & ennuyeux pour toute perfonne à qui la nature ou l'art fourniffent des reffources plus promptes & plus commodes, enfin un idiôme abfolument inintelligible à l'univerfalité morale du genre humain.

La Dactylologie eft bonne & utile pour apprendre aux commençans à diftinguer leurs lettres. Je m'en fers auffi moi-même pour les noms propres avec ceux de mes Eleves qui ne font pas encore en état de les entendre à la feule infpection du mouvement des levres. L'alphabet manuel François feroit auffi bon & auffi utile, parce qu'alors il n'eft pas temps d'opérer en bref. Le troisieme alphabet manuel dont j'ai parlé au commencement, produiroit encore le même avantage. Cependant aucun d'eux ne seroit absolument nécessaire; & j'espere bien en effet n'en employer aucun pour instruire une jeune enfant sourde & muette & aveugle, dont on m'a parlé, ayant un autre moyen plus facile relativement au sujet. Ce sera, s'il plaît à Dieu, dans le cours du mois d'Octobre prochain, que je commencerai cet ouvrage, pourvu que la pauvre enfant ne soit pas imbécile, ce que je verrai bientôt dans l'espace d'une heure ou environ.

Mais ce qui m'indispose contre l'usage ordinaire de la Dactylologie, c'est, 1°. parce que dans les commencemens elle ne signifie rien que des *A*, des *B*, &c.; 2°. parce qu'elle est très-embarrassante, & en quelque

forte impraticable pour bien des perfonnes ; 3°. parce qu'elle devient
totalement inutile aux Sourds &
Muets qui font plus avancés. Repre-
nons ces trois points.

1°. L'Alphabet manuel ne fignifie
rien dans les commencemens vis-
à-vis des Sourds & Muets qui ne
fçavent aucune langue. Il ne leur
communique par lui - même aucun
degré d'intelligence. Après nous en
être fervi pour apprendre à un Sourd
& Muet à diftinguer fes lettres, fi
nous écrivons fur la table ces deux
mots, *nous portons*, il ouvrira de
grands yeux, & il n'y comprendra
rien. Il n'en fera pas plus avancé,
lorfque nous aurons mis au deffus de
ces deux mots les trois perfonnes du
fingulier & les deux autres du pluriel
au deffous. Il ne fera qu'ouvrir de
plus grands yeux, & nous regarder
avec un air de trifteffe. La plupart

mettent leur main ou leur doigt à leur front, & accompagnent ce geste du signe ordinaire de négation, pour nous faire entendre qu'ils n'y comprennent rien. Mais un moment de patience, & notre nouveau Disciple y comprendra bientôt avec le secours de nos signes méthodiques.

Un Livre *in-folio* que nous faisons apporter sur la table commence à attirer son attention. Tous les autres Sourds & Muets se rassemblent autour de nous, & je place le Candidat à côté de moi à ma droite. Alors je mets l'index de ma main gauche sur le mot *je*, & pendant ce même temps je me montre moi-même avec l'index de ma main droite, en m'en frappant moi-même sur ma poitrine : ensuite je mets le doigt de ma main gauche sur le mot *porte*, & prenant le livre *in-folio*, je le porte successivement sur mon épaule, sous mon

bras , dans les pans de ma robe , ſur
mon dos & ſur ma tête ; le tout en
marchant , & avec l'extérieur d'un
homme qui ſe ſent chargé. Aucun de
ces mouvemens n'échappe à l'attention du Sourd & Muet. Je reviens
à la table , & pour faire entendre la
ſeconde perſonne , je mets l'index de
ma main gauche ſur le mot *tu* ; en
même temps je porte l'index de main
droite ſur la poitrine du Sourd &
Muet , & je l'en frappe doucement
pluſieurs fois , en lui faiſant obſerver
que je le regarde. & qu'il doit auſſi
lui-même me regarder. Je mets enſuite mon doigt ſur le mot *portes* ,
& je lui donne le livre *in-folio* , en
lui faiſant ſigne de faire à ſon tour
ce qu'il m'a vu faire à moi-même le
premier. Il ſe met à rire , prend le
livre , & exécute très-bien ſa com-
miſſion.

Il s'agit alors de la troiſieme perſonne

fonne du fingulier. Je mets l'index
de ma main gauche fur *il*, & avec
l'index de ma main droite je montre
quelqu'un qui eft à côté ou derriere
moi, en faifant obferver que je ne
le regarde pas : je lui donne de
même, fans le regarder, le Livre
in - folio : il le porte en toutes les
manieres ci - deffus, & vient le remettre fur la table. Alors je tire une
ligne horizontale avec le crayon,
parce que l'explication du fingulier
eft finie.

Nous procédons enfuite à l'explication des perfonnes du pluriel. Je
mets donc l'index de ma main gauche fur le mot *nous*, & je porte l'index de ma main droite fur moi-même,
& fucceffivement fur tous ceux qui
entourent la table fans en excepter
un feul ; enfin, une feconde fois fur
moi - même, pour montrer que je

Partie I.   I

n'oublie personne , & nous nous mettons tous à porter la table.

Nous paſſons alors à la ſeconde perſonne du pluriel , & mettant mon doigt ſur le mot *vous* , je montre avec ma main droite la perſonne qui eſt à ma gauche , & ſucceſſivement tous ceux qui entourent la table juſqu'au Sourd & Muet qui eſt à ma droite : mais au lieu de me montrer moi-même , je me retire à l'écart. Les autres portent la table , & je fais obſerver que je ſuis à mon aiſe , n'étant chargé d'aucun fardeau.

Il ne nous faut plus que la troiſieme perſonne du pluriel. Etant donc revenu à la table , je mets mon doigt ſur *ils* , & avec la main droite je montre tous ceux qui entourent la table , en commençant par celui qui eſt à ma gauche juſqu'à celui qui eſt à la main droite du Sourd & Muet,

Pour lui, je le retire : nous nous mettons tous deux à l'écart , restant à notre aise , pendant que les autres soutiennent & portent le poids de la table.

Il est inutile de dire combien cette opération amuse notre nouveau Sourd & Muet. Cependant voici un petit rabat-joie. Il faut qu'il fasse lui-même avec son doigt sur chacune des personnes du singulier & du pluriel tout ce qu'il m'a vu faire. Il commence donc ; & dès la premiere opération il se trompe, sans que ce soit sa faute. Ayant le doigt de sa main gauche sur *je* , il m'apporte le doigt de sa main droite sur ma poitrine , parce qu'il a cru que je m'appellois *je* ; ayant vu que sur ce mot je m'étois montré moi-même plusieurs fois.

Pour corriger cette erreur , je fais venir tout de suite cinq ou six de

ceux qui faifoient tout à l'heure
partie du *nous*, du *vous* & du *ils* ;
mais dont chacun, dès qu'il eft vis-
à-vis de la table, fe montre lui-
même en ayant le doigt fur *je*,
montre enfuite celui qu'il regarde,
& devant lequel il fe retourne, en
ayant le doigt fur *tu* ; enfin, un autre, devant lequel il ne fe retourne
point & qu'il ne regarde pas, en
ayant le doigt fur *il* : alors notre
Sourd & Muet fçait, comme les autres, s'appeller lui - même *je* ; & le
refte ne fouffre plus de difficulté.

C'eft ainfi que pour ne pòint faire
perdre de temps au Sourd & Muet,
nous avons avec lui, dès le premier
jour, un langage qui fignifie quelque chofe. Il faut néceffairement
qu'il nous comprenne, s'il n'eft pas
comme le cheval & le mulet, qui
font fans intelligence ; & dès-lors il

entend ce qu'il écrit, quand on lui fait conjuguer, *je tire, tu tires,* &c. *je pousse, tu pousses,* &c. &c. &c.

2°. Le langage dactylologique, c'est-à-dire, de l'Alphabet manuel, est très-embarrassant, & en quelque sorte impraticable pour un très-grand nombre de personnes. M. de Saboureux de Fontenai dit qu'il s'apprend en trois heures. J'en conviens : c'est même beaucoup trop : en voici la preuve; c'est que m'étant servi jusqu'alors de l'alphabet des deux mains pour instruire les Sourds & Muets ; un jour que ce Monsieur me trouva faisant une leçon à une Sourde & Muette, il nous montra à l'un & à l'autre l'alphabet d'une seule main dans l'espace d'un demi-quart-d'heure, enforte que j'achevai la leçon avec cet alphabet plus commode, l'ayant commencée avec celui des deux mains. C'est lui-même qui m'a rap-

pellé ce fait dont je ne me souve-
nois plus. Il ne nous a pas fallu,
à cette fille & à moi, un long appren-
tiſſage pour paſſer de l'état de diſ-
ciple à celui de maître dans cette
ſcience profonde.

Mais de deux choſes l'une ; ou
l'on en vient comme quelques-uns
de MM. les Dactylologiſtes à remuer
ſes doigts avec la promptitude du
plus habile Organiſte ; ou le langage de l'Alphabet manuel eſt plus
long & plus embarraſſant que celui
de l'écriture. D'ailleurs, en ſuppoſant
qu'on en vienne à ce point de perfection, il faut trouver des perſonnes
qui puiſſent ſuivre des yeux cette
eſpece de langage. Or il eſt très-
difficile d'en rencontrer qui ſoient
en état de le faire, lors même qu'on
y procede très-doucement, parce
que pluſieurs perſonnes n'ont jamais
eu, & d'autres ont perdu depuis long-

temps l'habitude d'épeller. Mais cela devient en quelque forte impoffible, lorfque le Dactylologifte fait
ufage de la facilité qu'il a d'aller plus
vîte. Ce qui eft certain, c'eft que,
grace à la complaifance d'un demi-
quart-d'heure de M. de Saboureux,
je fçais le fond de la Dactylologie
comme lui - même, & que je m'en
fers tous les jours de leçon lorfque je
veux dicter des noms propres à des
Sourds & Muets qui ne les entendent pas encore au mouvement des
levres. Cependant il doit fçavoir que
je ne puis pas le fuivre des yeux ; &
que s'il veut me faire l'honneur de
me dire quelque chofe, je le prie de
tirer fes tablettes & de prendre fon
crayon. Comment donc d'autres le
fuivront-ils ?

Ce Monfieur defireroit « que tout
» citoyen, animé par l'amour de l'hu-
» manité, du bien public & de la

» Patrie, ne refusât point d'apprendre
» la Dactylologie, & de la pratiquer
» habituellement, pour rendre solide
» l'instruction des Sourds & Muets » :
ce font ses expressions que je copie.
Mais qu'il se désabuse de cette espé-
rance. On saisit d'abord avec quelque plaisir l'Alphabet manuel, parce
qu'on desire de converser avec lui ;
mais quand on voit qu'il faut digérer un *c*, une *h*, un *a*, un *p*, un *e*,
une *l*, avant que de pouvoir deviner, si c'est d'un Chapelain, ou d'un
chapelet, ou d'un Chapelier, dont
il veut parler ; parce que ce n'est
qu'à la septieme lettre qu'on commence à le découvrir : on perd patience, on se dégoûte ; & si, pour
éviter cet inconvénient, il veut aller
un peu vîte, on ne peut plus le
suivre.

Il n'y a donc que ceux qui vivent
& qui conversent habituellement avec

lui, qui puiſſent s'accommoder de ce langage. Tout le reſte du monde n'aura jamais aſſez d'activité, ni dans les yeux, ni dans les doigts, pour pouvoir tenir la converſation avec lui, & ſe réduira toujours à le prier d'écrire ſur ſes tablettes. Il doit en avoir l'expérience.

3°. Le langage de l'Alphabet manuel devient totalement inutile à ceux qui ſont plus avancés. Il leur devient inutile pour entendre ce qu'on leur dit, puiſqu'ils écrivent leurs leçons ſur l'inſpection ſeule du mouvement des levres : c'eſt bien une preuve au deſſus de toute évidence qu'ils entendent ce qu'on leur dit. Je conviens qu'ils entendent moins facilement toute autre perſonne qui leur parle, qu'ils n'entendent leur Maître & les différentes perſonnes qui vivent & qui converſent habituellement avec eux ; mais

ce qu'ils entendent leur fait deviner
très - aisément ce qu'ils n'entendent
pas ; & si deux personnes avoient
quelque secret à se dire , je ne leur
conseillerois point de le faire à quelque distance que ce pût être dans une
même chambre : nous en avons souvent la preuve sous nos yeux.

Le langage de l'Alphabet manuel
ne leur est pas plus utile pour se faire
entendre eux-mêmes, que pour entendre les autres. Je ne dirai pas que
pour le parler , il faudroit trouver
des personnes qui l'entendissent. Or,
d'après ce que j'ai dit ci-dessus, il faudroit presque les chercher dans Paris
& ailleurs , comme un François en
chercheroit un autre dans les États
du Grand - Mogol ; mais ayant une
voie beaucoup plus facile & beaucoup plus courte, qui est la prononciation plus ou moins claire , aidée
en cas de besoin, par un ou deux

fignes ; les Sourds & Muets ne s'a-
vifent pas de recourir à l'Alphabet
manuel, qui les impatiente au-delà
de tout ce que je puis dire, & qui
n'eft entendu de prefque perfonne.

Qu'arrivera - t - il donc néceffairement ? Au lieu d'apprendre l'Alphabet manuel pour converfer avec les
Sourds & Muets, on leur demandera
pourquoi ils n'ont pas appris l'Alphabet labial. Celui-ci étoit beaucoup
plus intéreffant que l'Alphabet manuel. Il eft vrai qu'il ne s'apprend
pas auffi promptement, mais il ne
s'en faut de guere.

Oui. Sans être obligé d'ouvrir la
bouche de plus d'un travers de doigt,
on fait appercevoir aux Sourds &
Muets autant de différentes pofitions
de l'organe de la voix ou des parties
qui l'environnent, qu'il y a de lettres de l'alphabet ; parce qu'il n'en
eft aucune parmi celles mêmes qui fe

prononcent le plus intérieurement ;
qui ne s'annonce au dehors par quelque mouvement de la gorge , du
menton , des levres , de la langue &
des joues. En y rendant les Sourds
& Muets attentifs , les plus petits
d'entre eux écrivent toute lettre fur
le vu de ces différentes pofitions,
avec autant de facilité que par le fecours de la Dactylologie. C'eft là ce
que les Sourds & Muets doivent
apprendre pour converfer avec tout
le monde , au lieu d'efpérer que tout
le monde apprendra la Dactylologie
pour converfer avec eux.

L'Allemand qui ne fçait que fa
langue, reftera toujours fourd & muet
au milieu de nous , jufqu'à ce qu'il
trouve un autre Allemand avec qui
il puiffe converfer. Il en fera de
même du Sourd & Muet Dactylologifte : il fera toujours le trifte & lu-
gubre perfonnage de Sourd & Muet

jufqu'à ce qu'il trouve un autre Daĉty-
lologifte ; & j'ofe dire , fans crainte
d'être démenti, que c'eft la conte-
nance morne (& pénible pour ceux
qui en font témoins) que tient M. de
Saboureux lui-même , tant qu'il ne
tire pas fes tablettes pour converfer
par écrit.

Nos Sourds & Muets, au contraire,
font tous très-gais , parce que leurs
oreilles tiennent à la prunelle de leurs
yeux , qu'ils entendent par ce moyen
de qui ou de quoi l'on parle , &
qu'ils comprennent ce qu'on en dit ,
nonobftant un certain nombre de
mots qui peuvent quelquefois leur
échapper , comme nous entendons
nous-mêmes de quoi parle un Prédicateur & le fond de ce qu'il dit , lors
même que fon genre de prononciation, ou la trop grande diftance dans
laquelle nous nous trouvons , nous

fait perdre un certain nombre de ſes paroles.

Telles ſont les raiſons qui m'auroient empêché de faire dans mes inſtructions un uſage ordinaire de l'Alphabet manuel, quand même je n'aurois eu, comme M. Perreire, & après lui, M. de Saboureux de Fontenai, qu'un petit nombre de Sourds & Muets à inſtruire, & qu'ils euſſent demeuré chez moi ou dans mon voiſinage. Mais l'ordre de mes leçons & le nombre de mes Eleves y forme un autre obſtacle conſidérable.

CHAPITRE VII.

*Incompatibilité de l'usage de la Dacty-
lologie avec l'ordre de nos Leçons.*

CHAQUE jour de leçon je suis en-
vironné d'une trentaine de Sourds
& Muets, qui sont pour la plupart
dans un différent degré d'avancement. Il faut donc un genre d'instruction, qui sans faire perdre du
temps à ceux qui sont plus instruits,
serve néanmoins à l'instruction de
ceux mêmes qui ne font que commencer. Pour cet effet, voici comme
nous procédons.

Après avoir fait dire à tous les
nouveaux, quel est le jour de la semaine, du mois, & de l'année dans
lequel nous sommes, nous dictons
par signes méthodiques ou de vive
voix, en forme de demandes & de
réponses, la matiere qui doit être le

sujet de l'explication. Jusqu'alors elle n'avoit été ni imprimée ni écrite. C'est la production actuelle de mes pensées & de mes réflexions sur le point de doctrine ou le trait d'histoire où nous en sommes. S'il est nécessaire d'y rectifier quelque chose, je l'ai sous mes yeux pendant trois heures ou environ. Notre écriture s'efface aisément, & le papier n'en est pas gâté (Nous nous servons de crayon blanc sur une grande table noire). C'est ainsi que j'en ai toujours usé. Nos Sourds & Muets ne s'en vont point sans avoir transcrit cette instruction. Ils en ont donc une collection de cahiers qui formeroit un gros ouvrage, que je reviserois & traduirois ensuite en Latin, en Italien, en Espagnol, en Allemand, ou en Anglois, si on formoit des établissemens auxquels il pût être de quelque utilité.

Ces Leçons s'écrivent sous ma dictée

dictée par sept ou huit des plus anciens Sourds & Muets, qui en font l'un après l'autre quelques demandes & quelques réponses. Pendant cette opération leur esprit travaille, puisqu'ils ont à choisir dans tous les mots de la langue ceux qui correspondent aux idées que j'exprime par signes, & ensuite à mettre chacun d'eux aux temps & aux modes, aux cas & aux genres qui leur conviennent. Cela s'exécute de leur part avec une très-grande promptitude.

Pendant cette dictée, la Dactylologie n'en feroit que des copistes d'*a* & de *b*, &c. Ce feroit donc un temps perdu pour ceux qui écrivent & pour ceux qui les regardent & qui apprennent à faire la même chose. Je doute même qu'aucun d'eux voulût se prêter à cette ennuyeuse opération.

La dictée étant finie, nous élevons notre table en forme de pupitre, à

<table>
<tr><td>*Partie I.*</td><td>K</td></tr>
</table>

peu près à la hauteur d'un lutrin. Après une très-courte priere, qui est toujours prononcée plus ou moins distinctement par un des Sourds & Muets, nous commençons l'explication par signes méthodiques. Il faut observer que la leçon remplissant toujours la même table, elle est ordinairement composée d'environ trois cens mots.

Les Sourds & Muets, placés à proportion de leur grandeur, ont sous les yeux tous ces mots tant que dure cette opération. La plus ancienne des Sourdes & Muettes tient une baguette qui se place successivement sur chaque mot qu'on explique; mais cette fonction demande de l'intelligence, parce qu'ayant mis la baguette sur chaque pronom de quelqu'espece qu'il soit, à mesure qu'il s'en rencontre, il faut sur le champ la porter sur le nom dont il tient la place, & qui ne se trouve quelquefois que cinq ou six lignes plus haut. S'il se présente des phrases semblables à celle-ci, *il le lui donna*, il faut indiquer les trois noms substantifs auxquels ces trois pronoms sont substitués. Enfin lorsqu'on trouve la particule *y*, ou la particule *en*, il faut également les rapporter au nom ou au pronom qu'elles représentent.

Chaque demande ne s'explique qu'une fois ; mais dans le cours ordinaire toutes les réponses se répetent au moins à six diverses reprises. On conçoit, comme je l'ai dit ci-dessus, que nous commençons par les plus habiles ; mais en descendant par degrés, on ne néglige aucun des nouveaux venus. Chacun, ne sçachant pas si ce n'est point à lui qu'on va s'adresser, est obligé de regarder la leçon & l'explication qu'on en fait.

Il s'agit de pouvoir faire son personnage, sans encourir la qualification d'ignorant ; ce qui est parmi nous le comble du déshonneur. On passe quelque chose les premiers jours, on compâtit, on aide ; mais il ne faut pas que cela dure long-temps. De quel usage nous seroit la Dactylologie pendant cette explication, & que nous apprendroit-elle ?

Notre table nous présente des mots ; nos signes méthodiques en expriment la signification ; & comme les mots les plus usités reviennent souvent sous les yeux, qu'ils s'y fixent pendant un temps, qui a sa longueur, & qu'ils s'expliquent toujours par les mêmes signes ; les Sourds & Muets les retiennent sans avoir eu la peine de les apprendre, comme nos enfans qui entendent & qui parlent, apprennent leur langue par le simple usage. C'est ainsi que nous conversons avec nos

Eleves, & que nous les faisons converser avec nous ; ne croyant pas devoir attendre douze ou quinze mois
pour leur faire apprendre toutes fortes de phrases.

Je dis *toutes sortes de phrases*, parce
que, comme je l'ai observé dans une
de mes Lettres précédentes , il est
impossible d'expliquer, comme nous
le faisons, dans le plus grand détail ,
toute l'Histoire de l'Ancien Testament (jusqu'au point d'y faire entrer
ce que chacun des douze petits Pro-
phetes a prédit de Jesus-Christ & de
son Eglise) , sans que les choses les
plus naturelles faffent nécessairement
partie de cette explication , comme
elles le feroient de l'Histoire de
France ou de tout autre Royaume.
Il faut donc aussi que les mots qui les
expriment s'y rencontrent. Il en est
de même de l'Histoire du Nouveau
Testament.

Je fçais qu'on me reproche ce détail même dont je viens de parler, sous le prétexte que les Sourds & Muets n'ont pas befoin d'une inftruction auffi étendue. Je répondrai dans la fuite à cette objection ; mais en attendant voici mes demandes : Lorfqu'une fois j'ai enfeigné aux Sourds & Muets les vérités de leur Catéchifme, fçavent-ils leur langue ? & ne faut-il pas que je la leur apprenne ? Veut-on donc que pour y réuffir je leur faffe lire la Gazette ou l'Abrégé Chronologique de l'Hiftoire de France ? On ne me trouvera point docile fur cet article, & j'en dirai la raifon dans fon lieu.

CHAPITRE VIII.

Du nombre & de la gravité des gestes qui accompagnent les Signes méthodiques.

M. Perreire compare nos signes méthodiques à la multiplicité des caracteres Chinois. Ce n'est point certainement une comparaison qui nous offense. Mais le plus sçavant de ses Disciples, moins ménagé que lui dans ses expressions, nous représente dans une Lettre qu'il doit donner au Public, comme des gesticulateurs, qui font agir les yeux, la tête, les bras, & tout ce qu'il appelle & *cætera*. Il trouve nos signes semblables aux gestes des comédies pantomimes, aux signes usités chez les Muets du Serrail, & à leurs manieres bouffonnes pour amuser le Grand-Seigneur.

S'il n'étoit jamais venu à nos Leçons, il ne feroit pas étonnant qu'il s'en formât à lui-même cette idée : mais qu'en penferont les perfonnes qui y ont fouvent affifté, lorfqu'elles apprendront qu'il en a été plufieurs fois le témoin, & qu'il ne craint pas cependant de les repréfenter fous cette image dans une Lettre qu'il compte faire imprimer ?

La différence qu'il y a entre nos fignes & les caracteres chinois, c'eft que ceux-ci font arbitraires : nous avons montré que les nôtres font toujours pris ou dans la nature même, ou dans la raifon. Mais il s'en faut de beaucoup que nos yeux, notre tête, nos bras, &c. foient dans une agitation telle que M. Saboureux les repréfente. S'agit-il de la converfation ou de la dictée ? fouvent nous n'y employons qu'une feule main ; & lorfque les deux y concourent,

c'eft

c’est avec une tranquillité , qui a fait dire à plusieurs personnes, qu’il leur sembloit que nous ne faisions presque aucun mouvement. Ce sont des signes raccourcis , mais non supprimés , qui nous procurent cet avantage , dont nous n’usons pas dans le temps de l’explication , parce que celle-ci doit être plus active pour frapper davantage l’imagination des commençans qu’on y admet. Nous nous conduisons comme les Maîtres à écrire , qui font faire de grandes lettres à leurs disciples , avant que de les mettre à l’écriture ordinaire.

Donnons un exemple de ces signes raccourcis. Nous avons dit que pour indiquer l’imparfait , ou le parfait , ou le plusque-parfait d’un verbe ; nous portions notre main droite à l’épaule , une, deux, ou trois fois. Dans les signes raccourcis nous ne faisons pas tant de chemin : le plus

L

léger mouvement de la main droite fur la main gauche, comme pour chaſſer une mouche, nous ſuffit en le faiſant une, deux, ou trois fois, ſelon que nous avons un de ces trois temps à indiquer.

J'ignore les geſtes qui ſe font aux comédies pantomimes. Mais s'il étoit queſtion de monter en chaire vis-à-vis d'une aſſemblée de Sourds & Muets, qui ſeroient également au fait de la Dactylologie & des ſignes méthodiques, & qu'on y introduiſit, ſans le prévenir de quoique ce fût, un homme devenu Sourd & Muet par accident, je ne crains point de dire qu'à ſes yeux le Prédicateur Dactylologiſte, avec le mouvement perpétuel de ſes doigts d'une ſeule main, y feroit un perſonnage ridicule, juſqu'à ce qu'on fût venu dire à cet homme qui en feroit le témoin, que tous ceux qui l'environnent font des

Sourds & Muets, & que le Prêtre qui
eſt en chaire n'a pas d'autre moyen
pour s'en faire entendre.

Au contraire, ſi ce même homme
entroit dans notre auditoire ſans être
prévenu, il n'appercevroit en nous
que des geſtes plus multipliés, j'en
conviens, mais auſſi graves que ceux
des Prédicateurs ; & nous voyant
faire tous les mouvemens extérieurs
de la parole, il s'en retourneroit ſans
ſe douter qu'il eût été préſent à une
inſtruction de Sourds & muets. Ceux-
ci de leur côté ayant vu tout à la
fois & le mouvement de nos levres
(accompagné ou deſtitué de ſon ,
cela eſt égal) & nos ſignes méthodiques , n'auroient pas perdu un ſeul
mot de notre inſtruction.

Ce n'eſt point ici une ſuppoſition
en l'air. Nous eſſayons ſouvent ce
genre de prédication, non en chaire,
mais les jours de nos Leçons, en pré-

fence des perfonnes qui y affiftent.
A la fin de chaque phrafe nous nous
arrêtons ; & fur le champ une des
Sourdes & Muettes écrit mot pour
mot ce que nous venons de dire,
pourvu néanmoins que la phrafe ne
foit pas trop longue. Ses yeux ont
parfaitement rempli le miniftere des
oreilles, en regardant tout à la fois
& le mouvement de nos levres, &
les fignes qui les accompagnoient.

Nous venons de voir quel fond
l'on peut faire fur ce qu'allegue M. de
Saboureux contre la gravité de nos
fignes, qu'il appelle toujours des
fignes *geftifs*. Examinons s'il fera plus
heureux par rapport à leur multiplicité.

Et d'abord j'adopte volontiers le
terme de *geftif*, qui, fi je ne me
trompe, eft de fon invention ; mais
je demande enfuite ce que c'eft que
la Dactylologie, fi ce n'eft un affem-

blage de vingt - quatre signes gestifs ,
dont chacun peut se représenter en
peinture, ou en gravure, ou en sculp-
ture. Voyons donc qui est - ce des
Dactylologistes ou de nous qui en
fait davantage. On en peut juger
par ces paroles : *Nous avons transporté
le malade dans une autre chambre ,
parce que la sienne étoit trop étroite.*
Si je veux dicter cette phrase qui a
quinze mots, il faut que j'y emploie
dix - neuf signes , parce qu'il en faut
deux pour le mot *transporté ,* qui exprime deux idées ; il en faut aussi
deux pour chacun des articles *le , la ,*
afin d'en distinguer le genre ; & deux
pour le mot *une ,* qu'on doit mettre
au féminin. Le nombre des signes
n'excede donc que de quatre celui
des mots.

Si au contraire un Dactylologiste
veut exprimer cette même phrase
par son Alphabet manuel , il lui fau-

dra néceffairement autant de différentes pofitions de doigts , & par
conféquent autant de fignes geftifs
qu'il y a de lettres. Il ne s'agit plus
que de les compter ; on en trouvera
foixante - dix . huit ; & qu'aura-t-il
exprimé ? Des lettres ; lettres dont un
Sourd & Muet (ainfi que toute autre perfonne) n'aura pu entendre la
fignification, qu'autant qu'il aura déjà
appris la Langue Françoife.

Pour moi j'aurai exprimé des chofes
qui auront été également entendues,
1°. par tout Sourd & Muet qui ne
fçait encore aucune autre langue que
la langue naturelle des fignes , mais
qui connoît déjà les fignes méthodiques généraux; 2°. par l'Efpagnol,
l'Italien , l'Allemand & l'Anglois,
qui comme nous fe fervent d'articles
devant les noms fubftantifs , & que
j'aurai mis préalablement au fait de
ces mêmes fignes méthodiques géné-

raux, chacun dans leur langue. Quant
au Latin, qui ne se sert point d'articles
devant les noms, il est averti que les
signes que nous en faisons dans la
dictée ne doivent lui servir que pour
distinguer le masculin d'avec le féminin , & le singulier d'avec le
pluriel.

Mais le Dactylologiste, après s'être
fait entendre par le François, à l'aide
des soixante-dix-huit signes de son
Alphabet manuel , restera muet vis-
à-vis des cinq autres, s'il ne sçait pas
leur langue ; & en supposant qu'il la
sçache, il faudra recommencer pour
chacun d'eux, à peu près ou environ, autant de signes gestifs. Il n'en
sera donc quitte que moyennant
468 signes gestifs ou positions de
doigts.

M. de Saboureux aime à se figurer,
& il voudroit persuader aux autres,
que des six personnes qui écriront

cette phrase sous ma dictée, ou qui l'entendront sans l'écrire, il y en aura cinq qui ne feront que de simples traducteurs des termes François que j'aurai exprimés par mes signes ; mais il se trompe, parce qu'il juge de nos signes comme de la Dactylologie. Cependant il y a une grande différence. La Dactylologie ne dicte que des mots. Pour traduire ces mots en cinq langues différentes, il faut que chacun des traducteurs sçache non seulement sa propre langue, mais encore la langue Françoise dans laquelle le Dactylologiste s'est exprimé. Il n'en est pas de même des signes dont nous nous servons. Nos signes méthodiques, soit généraux, soit particuliers, sont des signes d'idées, & non des signes de mots. Il n'ont pas plus de rapport avec le François qu'avec toute autre langue. Il arrive souvent qu'un jeune Monsieur Espagnol, après m'avoir vu exprimer une idée par tel ou tel signe, me dit qu'il peut bien rendre cette idée dans sa langue ; mais qu'il ne pourroit pas le faire dans la nôtre, parce qu'il ne sçait pas le terme qui est d'usage parmi nous pour l'exprimer. Il n'est donc pas traducteur d'un mot, mais traducteur d'un signe. Il en est de même de l'Italien, de l'Allemand & de l'Anglois. Il n'est pas nécessaire qu'aucun d'eux sçache le François pour écrire sous ma dictée des signes ; il suffit qu'ils saisissent & qu'ils rendent dans leur langue des signes d'idées qui n'appartiennent particuliérement à aucune (langue), mais que chacune d'elles peut exprimer de la maniere qui lui est propre.

Ceci deviendra encore plus sensible en supposant que je suis Curé ou Seigneur de Paroisse à une lieue d'un champ de bataille, & qu'après

une action très - sanglante cinq Officiers de différentes nations arrivent
chez moi accablés de fatigue & cou-
verts de poussiere & de sueur. Ils
ne s'entendent point réciproquement l'un l'autre ; & moi qui suis
François , & qui ne sçais que ma
langue & la Latine , je n'entends
aucun d'eux , comme aucun d'eux
ne m'entend. Cependant je leur tends
les bras , je les reçois , & les fais entrer avec toutes sortes de témoi-
gnages d'empressement dans ma salle
à manger. Aussi-tôt joignant au signe
naturel de compassion les signes pareillement naturels de poussiere , de
sueur & de fatigue , je porte ma
main à ma bouche , en faisant le
signe d'un homme qui boit ; & par
un autre signe plus aisé à comprendre qu'à décrire , je leur demande s'ils
veulent accepter du rafraîchissement,
& même je les en supplie. Aucun

d'eux n'eſt ſourd à ce langage. Ils l'entendent, y répondent, & ajoutent même un ſigne d'action de graces. Je les entends auſſi ; & cependant ils ne traduiſent pas, ni moi non plus.

Après les avoir ſervis ou fait ſervir, je fais avec ma main droite le ſigne d'un homme qui coupe ou qui tranche quelque choſe qu'il tient en ſa main gauche, enſuite le ſigne de manger : ils comprennent que je leur offre du pain ; & leur ſimple inclination de tête m'annonce qu'ils en recevront volontiers : mais ſur le champ tirant avec ma main droite la peau qui eſt ſur le revers de ma main gauche, je fais encore le ſigne de couper & de trancher, pour leur faire entendre que j'ai auſſi de la viande ; & que s'ils en veulent, elle eſt pareillement à leur ſervice. Ils l'acceptent ou la refusent, selon que leur devoir leur permet de s'arrêter, ou les oblige de passer outre.

Mais pendant qu'ils reprennent des forces, je leur demande par signes si l'action a été bien meurtriere ? Ils levent les mains au ciel, & me font le signe naturel de *beaucoup*. M'appercevant alors qu'une des cornes du chapeau de l'un d'entre eux est percée, je fais le signe naturel d'un coup de fusil, & je lui demande si c'est un coup semblable qui a fait ce trou. Sur sa réponse affirmative, je l'embrasse & le serre de toutes mes forces, pour le féliciter de ce que la balle n'a point porté à quelques pouces plus près de sa tête. Je témoigne également ma joie aux quatre autres de ce qu'ils ont échappé au danger qui a fait périr tant de monde. Nous nous entendons tous, comme ſi nous étions de la même nation & que nous parlaſſions le même langage.

Si mes hôtes peuvent faire chez moi un ſéjour de quelques heures, après qu'ils ont pris une réfection proportionnée à leur beſoin, je leur fais deux ſignes naturels, dont l'un ſignifie *ſe coucher*, & l'autre, *dormir*; & je leur fais entendre, qu'en montant au premier étage, ils y trouveront des lits que j'aurai bientôt fait couvrir. Mais ſoit qu'ils l'acceptent ou qu'ils le refuſent, arrive le moment de courir où le devoir les appelle. Nous nous ſéparons donc au milieu de nouvelles offres de ſervice de ma part, & des actions de graces les plus ſenſibles de la leur. Il n'y a point eu dans tout ceci de traduction ni de leur côté, ni du mien; & comment aurions-nous pu en faire, puifque nous n'entendions point la langue les uns des autres.

Cependant il n'eft aucune idée effentielle à notre converfation, foit qu'elle eût dû s'exprimer par un verbe ou par un nom, foit fubftantif, foit adjectif, ou par, &c. que nous ne nous foyons communiquée les uns aux autres avec le fecours de la langue naturelle des fignes ; & fi les Maîtres qui ont élevé ces Meffieurs leur euffent donné par les fignes méthodiques le moyen d'affujettir cette langue à des regles générales & particulieres, nous nous ferions tous parlé méthodiquement par fignes ; & en ce cas nous n'aurions pas perdu réciproquement un feul mot de tout ce que nous nous ferions dit, quoiqu'ils n'entendiffent pas ma langue, & que la leur me fût inconnue.

PREMIER COROLLAIRE
du Chapitre précédent.

La Langue des Signes méthodiques peut devenir une Langue univerſelle.

ON a ſouvent deſiré une Langue univerſelle, avec le ſecours de laquelle les hommes de toutes les nations pourroient s'entendre les uns les autres. Il me ſemble qu'il y a long-temps qu'elle exiſte, & qu'elle eſt entendue par-tout. Cela n'eſt pas étonnant : c'eſt une langue naturelle. Je parle de la langue des ſignes. Mais elle n'a point été juſqu'à préſent d'un grand uſage, parce qu'on l'a toujours retenue dans ſon état brut, ſans la perfectionner, en l'aſtreignant à des regles.

Quelques perſonnes ont penſé que notre art des ſignes méthodiques la retiroit de cet état d'enfance, & pouvoit la rendre très-utile. Je n'oſe

le dire , & j'en abandonne le jugement à d'autres : mais il me semble
qu'en laissant à chaque nation le langage qui lui est propre , la langue
des signes méthodiques a laquelle il
seroit très - facile d'accoutumer les
enfans dans les Académies & les
Colleges , deviendroit un centre de
réunion entre tous les hommes.

Dès qu'on se rencontreroit avec
un étranger , on prendroit ce langage , & on s'entendroit aussi facilement qu'en conversant de vive voix
dans sa langue nationale. Un langage qu'on peut apprendre à des
Sourds & Muets , & qui réussit avec
eux pour leur faire entendre & écrire
tout ce qu'on veut leur dicter , seroit
plus facile à montrer à des enfans qui
jouissent de la faculté de parler &
d'entendre.

Chaque Souverain dans ses Etats
respectifs pourroit ordonner aux Maîtres ,

tres, chargés de l'éducation des enfans, de les former à ce langage,
qui ne feroit qu'une efpece de jeu
pour leurs Eleves. Tout pays qui
voudroit faire fchifme avec le refte
de l'univers, fe priveroit par fa faute
des avantages qui peuvent en ré-
fulter.

C'eft avec le fecours des fignes
méthodiques que je m'entendrois dès
le premier jour (comme je l'ai dit
dans une de mes Lettres précédentes)
avec tout homme, de quelque pays
& de quelque nation qu'il pût être,
qu'on m'enverroit pour le dreffer à
l'inftruction des Sourds & Muets,
pourvu qu'il m'apportât une Méthode & un Dictionnaire de fon pays.
J'ajoute qu'il faudroit qu'il fçût lui-
même fa propre langue par principes,
& non par routine. Cela pofé, dès
la premiere leçon nous ferions bien
du chemin enfemble, quoiqu'il n'en-

Partie I.   M

tendît pas ma langue, & que je ne sçusse pas la sienne.

Quelques personnes ont desiré de sçavoir comment je m'y prendrois en pareil cas. Le voici :

Je lui donnerois & je prendrois moi-même un crayon blanc, pour écrire sur ma grande table noire. Je partagerois cette table en deux, lui cédant le côté droit & me réservant le gauche. Ensuite écrivant de mon côté, *je porte, tu portes, il porte, &c,* j'expliquerois devant lui cette leçon à cinq ou six Sourds & Muets de la maniere dont on l'a vu (page 96). Je le prierois ensuite d'écrire de son côté dans sa langue ce qui est écrit de mon côté dans la mienne, & sur le champ je recommenceroi sla même explication dans la sienne, parce que j'appercevrois tout d'un coup la différence des personnes & des nombres.

Après cela, en lui montrant dans notre Méthode le verbe fur le modele duquel nous conjuguons, *je porte, tu portes,* &c. je l'engagerois à me montrer dans la fienne celui qui lui fert de regle pour ce qu'il vient d'écrire. En la tenant j'appercevrai bientôt la différence des temps & celle des modes. On conçoit aifément qu'ayant feuilleté dès ma jeuneffe les Méthodes Françoife, Latine & Grecque, & que m'étant fervi de l'Italienne, de l'Efpagnole, de l'Allemande & de l'Angloife, depuis que j'inftruis des Sourds & Muets, j'ai dû acquérir une certaine facilité de me retourner dans une Méthode étrangere, qu'on me met entre les mains, quoique je n'entende pas la langue dans laquelle elle eft écrite.

J'arrangerai donc de mon côté les différens temps de notre langue, &

je lui ferai écrire du fien ceux de fa langue qui y correfpondent. J'appliquerai mes fignes fur les premiers, & auffi-tôt je ferai la même chofe fur les feconds. Il fera impoffible, à moins qu'il ne foit dépourvu d'intelligence, que dans l'efpace d'une ou deux heures il n'ait pas faifi les fignes de chaque perfonne, de chaque nombre, de chaque temps & de chaque mode. Cependant il fçaura déjà une des parties les plus importantes de notre Méthode des fignes.

Je ne le renverrai point fans avoir décliné moi-même & lui avoir fait décliner de fon côté un nom fubftantif. C'en fera affez pour que dès cette premiere fois il foit en état d'écrire dans fa langue fous ma diftée des fignes méthodiques tout verbe & tout nom fubftantif, qui porte avec lui-même fon figne naturel, & pour placer les premiers au nombre, à la

personne, au temps & au mode, que
mes signes lui auront indiqués ; &
les seconds, c'est-à dire : les noms
substantifs, au cas, au nombre & au
genre qui leur conviennent, & certainement il ne traduira pas en faisant cette opération.

Il arrivera à cet homme dans sa
langue, sur laquelle nous lui aurons
fait l'explication des signes méthodiques, ce qui arrive dans la nôtre
à toutes les personnes intelligentes,
auxquelles nous avons expliqué par
signes méthodiques toutes les parties du verbe *porter* ; elles écrivent
aussi-tôt sur nos signes telle personne, tel nombre, tel temps & tel
mode que nous voulons, de tout
verbe qui porte avec lui-même son
signe naturel, comme *tirer*, *pous-*
ser, *manger*, *boire*, *dormir*, *mar-*
cher, &c. &c. &c. je pourrois en

citer tout de suite plus de deux cens
de cette espece.

Ces signes sont de tous les pays.
Je ne les apprends point au François,
qui dès le premier jour écrit sous ma
dictée les verbes qu'ils représentent.
Il n'a pour cela d'autre maître que
ses yeux & son bon sens. Tout ce
que je lui ai appris, & sur un seul
verbe, c'est la différence que nous
mettons par nos signes méthodiques
entre les personnes, les nombres,
les temps & les modes. C'en est assez
pour qu'il en fasse l'application à
tout verbe. Il en sera de même de
notre étranger, à qui j'aurai montré
sur un verbe de sa langue cette même
différence; il en fera lui-même l'application à tous les autres verbes qui
porteront avec eux-mêmes, pour lui
comme pour le François, leur signe
naturel. Il y aura donc dès ce mo-

ment un grand nombre d'objets sur lesquels nous serons en état de converser ensemble d'une maniere méthodique.

D'après cet échantillon, il est facile de se repréfenter comment nous nous entendrons dans toutes les autres parties du difcours. Je lui en donnerai les fignes méthodiques généraux de la même maniere dont je les montre aux Sourds & Muets. Du refte je ferai fon Maître, & il fera le mien. Nous apprendrons chacun de notre côté la langue que nous ne fçavions pas. Les mots dont les fignes ou naturels, ou raifonnés, auront été précédemment compris, me fuffiront pour expliquer par l'analyfe ceux qui expriment plufieurs idées, & qui ne fe prêtent point par eux-mêmes à l'affujettiffement aux fignes. J'ai déjà donné l'exemple de cette explication analytique, par rapport au mot *croire*

& à quelques autres : en voici encore deux exemples. Nous en don-
nerions beaucoup plus, si cela étoit
nécessaire.

Je dirai donc à mon étranger : Le
bisaïeul de *N.* étoit courageux ; son
aïeul étoit courageux ; son pere étoit
aussi courageux : Pour lui c'est un
lâche. Voilà des expressions dont il
n'est aucune qu'il n'ait précédemment entendue, & qu'il n'écrive sur
le champ à l'inspection de mes signes.
Je n'aurai plus qu'à lui ajouter : c'est-
là ce que nous appellons dans notre
langue , *dégénérer :* de quel terme
vous servez - vous dans la vôtre pour
exprimer cette idée ? Il en sera de
même d'un homme dont les ancêtres
auront été sçavans ou charitables , &
qui sera ou ignorant , ou dur envers
les pauvres.

Le signe est ensuite très - facile à
exécuter. Les deux premieres géné-
rations,

rations , c'eſt-à-dire , les deux premieres ſorties ſucceſſives du ſein
maternel ſont ſemblables à la ſouche
commune ; la troiſieme , tombe &
ne reſſemble point aux deux précédentes. Cela s'exprime par ſignes ,
beaucoup plus vîte qu'on ne peut
écrire le mot *dégénérer*.

Je veux faire une choſe , telle que
peindre , ou ſculpter , ou graver.
J'ai d'abord beaucoup de peine à y
réuſſir. En m'y appliquant avec quelque perſévérance , j'y trouve plus de
facilité. Enſuite je la fais avec beaucoup d'aiſance. Voilà ce que nous
appellons *s'accoutumer* ou *s'habituer*.
Notre étranger m'écrira auſſi-tôt
comment il l'exprime dans ſa langue.
Il en approuvera les ſignes & ne les
oubliera point, parce qu'ils ſont fon-
dés dans la nature même.

Lorſque dans le court eſpace de
quelques mois je lui aurai expliqué

de même par signes naturels ou rai-
sonnés, enchâssés avec les signes méthodiques tous les mots de la langue,
ne s'en retournera-t-il pas dans son
pays avec plus de capacité pour inftruire les Sourds & Muets, que s'il
n'avoit pour principale ressource
qu'un Alphabet manuel François,
ou Espagnol, ou detoute autre nation ?

SECOND COROLLAIRE
du Chapitre précédent.

Insuffisance de la Dactylologie, soit
pour former un langage universel,
soit pour instruire les Sourds & Muets.

IL est de la derniere évidence,
qu'en supposant même que les cinq
Officiers, dont j'ai parlé dans le chapitre précédent, eussent été aussi
habiles que MM. Perreire & de Saboureux dans l'art de la Dactylologie,
& que j'eusse été moi-même un

Maître accompli dans cette préten-
due science, nous serions tous restés
Sourds & Muets les uns vis-à-vis des
autres, parce qu'avec ma Dactylologie je n'aurois pu leur présenter
que des mots François qu'ils n'auroient point entendus ; & qu'avec
la leur ils n'auroient pu m'offrir que
des expressions de différentes langues
qui me sont étrangeres.

La Dactylologie, c'est-à-dire, l'Alphabet manuel Espagnol ne peut
donc être un centre de réunion entre
tous les Peuples, ni leur fournir un
moyen de converser les uns avec les
autres, comme s'ils n'étoient qu'une
seule nation. Mais ne sera-t-elle pas
au moins d'un grand secours pour
l'instruction des Sourds & Muets ?
C'est ce qu'il s'agit d'examiner.

Le Public y sera toujours trompé
tant qu'on lui parlera de Dactylologie, parce qu'il s'imaginera quelque

chofe de grand , un fecret , un art merveilleux pour inftruire des Sourds & Muets. Qu'on tire le voile , & qu'on lui dife que c'eft un Alphabet manuel fonciérement femblable à celui de nos plus petits écoliers, chacun dira , quoi ? c'eft-là tout ! il ne falloit pas faire tant d'étalage pour fi peu de chofes. Nous en fçavons bien autant.

Mais la gravité même Efpagnole n'y tiendroit pas , fi on donnoit cette explication dans les rues de Madrid. On y éclateroit de rire en voyant l'Alphabet des Crieurs de chanfons décoré d'un nom Grec , & préfenté fous cette enveloppe comme le grand moyen d'inftruire les Sourds & Muets. Si cela eft , diroit - on , nous pouvons tous devenir des Inftituteurs de Sourds & Muets ; car il y a long-temps que , fans nous en douter, nous fçavons la Dactylologie.

Plaisante ironie, diront sans doute MM. les Dactylologistes. Non, nous ne pensons pas, ajouteront-ils, que l'Alphabet manuel suffise seul pour réussir dans ce grand ouvrage. Les regles les plus judicieuses de la Logique & les principes de la plus exacte Métaphysique doivent y être employés.

A la bonne heure. J'en donne acte à ces Messieurs. Mais je les supplie de vouloir bien nous expliquer pourquoi ils s'imaginent, qu'avec nos signes méthodiques nous ne parviendrons pas à faire entendre aux Sourds & Muets les choses indépendantes des sens? Croient-ils que la Logique & la Métaphysique se soient concentrées chez eux? Ce qui est certain, c'est que leur Dactylologie n'en renferme pas même l'apparence. Au contraire, on peut attaquer, si l'on veut, notre Méthode des signes; mais au moins ne dira-t-on pas que nous n'y faifons aucun ufage de ces deux fciences.

Ce n'eft donc plus la Dactylologie qu'il faut vanter, cette écriture paffagere comme l'ombre, pour laquelle les doigts fervent de plume & d'encre, & l'air tient lieu de papier, mais de papier que le vent emporte, ou qui s'évapore à mefure qu'il a fervi, fur lequel par conféquent les Sourds & Muets ne peuvent plus fixer leurs yeux ni leur attention ; cette routine dans laquelle le plus ftupide des humains, fi fes doigts font bien déliés, peut l'emporter de beaucoup fur nos Académiciens les plus célebres. C'eft dans les deux fciences qu'on revendique avec juftice qu'il faut chercher des moyens, pour faire entrer par les yeux dans l'efprit des Sourds & Muets ce qui ne peut y pénétrer par leurs oreilles. Mais il faut prendre garde de s'écarter du droit chemin dès le premier pas.

Voici donc comme je raisonne en Logicien.

1°. Il est contraire à la droite raison de ne pas apprendre à raisonner le plutôt qu'il est possible , & de choisir une voie par laquelle on retient pendant douze ou quinze mois un homme doué d'une ame raisonnable dans la classe des perroquets , en ne lui apprenant que des mots & quelques phrases des plus familieres. Telle est cependant la route de la Dactylologie annoncée au Public dans un programme , par celui qui a introduit en France l'usage de cet Alphabet manuel pour l'instruction des Sourds & Muets.

2°. Dans cette voie même , qui n'est qu'une route de mémoire , il est pareillement contraire à la raison de donner une écriture volante, comme le meilleur moyen pour y faire du progrès. Les Sourds & Muets ne font point d'une nature différente de la nôtre. Or c'est par l'entremife de caracteres fixés perfévéramment fous nos yeux par l'écriture, que nous avons appris tout ce qui eft entré dans notre mémoire.

3° Il eft encore contraire à la raifon de ne pas fe fervir avec ceux que la nature a privés de la faculté d'entendre, d'un moyen que la nature même nous fournit, & qui a toujours été employé avec fuccès par tous ceux qui y ont eu recours, pour fe communiquer leurs idées les uns aux autres lorfqu'ils ne pouvoient s'entendre réciproquement, eu égard à la diverfité de leur langage national. Le Logicien & le Métaphyficien ne doit pas négliger un moyen auffi précieux. Son art doit confifter à s'en fervir avec difcernement, & à le perfectionner en l'aftreignant à des regles. Or ce moyen connu de tout le monde eft le langage des fignes.

4°. Un Logicien & un Métaphyfi-cien perd fon temps ; & en cela il agit contre la raifon, à moins que fon intérêt dans l'ordre phyfique ne l'exige, lorfqu'il s'emploie d'une ma-niere fuivie à un ouvrage, qui fe fe-roit également bien par ce qu'on appelle dans le monde *une Bonne*, ou par un Maître à lire qu'on paie-roit au mois ou au cachet. Or quand on voudra, je prouverai en toute rigueur devant la Faculté de Méde-cine, ou l'Ecole de Saint-Côme, qu'après quatre jours de Leçon, un Sourd & Muet, tant foit peu intelli-gent, eft en état d'être confié à une Bonne ou à un Maître à lire, qui auront été préfens à ces quatre Le-çons, & qu'ils pourront continuer & perfectionner cet ouvrage auffi bien que nous. J'en parle par expérience.

Ce n'est donc point à la Dactylologie que M. de Saboureux & quelques autres Eleves de M. Perreire font redevables des connoissances qu'ils possedent, comme tous les Sçavans ne doivent point hommage de leur science à l'Alphabet qu'ils ont appris. Lorsque M. de Saboureux en particulier voudra rendre justice à qui elle appartient, il conviendra que c'est au nombre prodigieux de ses lectures qu'il en a l'obligation; & s'il publie ses Lettres, on y reconnoîtra évidemment que l'état dans lequel il s'y représente lui-même après plus de cinq années de Dactylologie, n'annonce pas des progrès qui répondissent alors ni à la longueur de l'étude, ni à l'esprit qu'il a plu à Dieu de lui accorder.

Pourquoi donc prend-il avec tant

d'ardeur l'intérêt de la Dactylologie ?
La raison en est toute simple ; c'est
parce qu'il n'a pas d'autre moyen
d'entendre & de tenir lui-même la
conversation. Il voudroit donc que
tout le monde apprît ce langage
pour s'entretenir avec lui. S'il pouvoit entendre des yeux, & s'exprimer suffisamment de vive voix , il
auroit bientôt abandonné la Dactylologie.

APPENDICE du Chapitre & des deux Corollaires précédens.

Moyen unique de rendre totalement les Sourds & Muets à la société.

LE monde n'apprendra jamais à
faire courir la poste à ses doigts &
à ses yeux pour avoir le plaisir de
converser avec les Sourds & Muets.
L'unique moyen de les rendre totalement à la société est de leur apprendre à entendre des yeux & à s'expri-

mer de vive voix. Nous y réuffiffons en grande partie avec les nôtres, quoique nous ne vivions pas avec eux, & qu'ils ne viennent à nos Leçons que deux fois par femaine. Il n'eft rien (abfolument rien) qu'ils ne puiffent écrire fous la dictée de vive voix, & fans leur faire aucun figne. Ils l'entendent donc. Une de nos Sourdes & Muettes récite fon office de vive voix avec fa Maîtreffe. Elle a auffi récité de vive voix les vingt-huit Chapitres de l'Evangile felon S. Matthieu. Toutes les plus grandes répondent de vive voix aux queftions qui ne demandent qu'une réponfe affirmative ou négative, avec le terme de politeffe qu'on y joint toujours. Elles ajoutent en cas de befoin des phrafes courtes, comme *je ne fçais pas, je ne pourrai pas, je ne l'ai pas vu.* Un jeune Sourd & Muet me répond feul publiquement

à la Meſſe toutes les fois qu'une Fête
concourt avec un jour de Leçon. Il
a ſoutenu, en 1773, une Diſpute Latine de vive voix en toute regle ſur
la définition de la Philoſophie, donné
ſes preuves, & répondu aux objections. (Les argumens étoient com-
muniqués). En 1774, plus de huit
cent perſonnes l'ont entendu prononcer un Diſcours Latin de quatre
pages.

Voilà ce qu'il s'agit de perfectionner ; & on y arriveroit infailliblement s'il y avoit des Maiſons d'éducation conſacrées à cette œuvre. Il
paroît juſqu'à préſent que la premiere ſe formera en Allemagne par
M. le Duc de Saxe-Weymar. Ce jeune
Prince ayant aſſiſté à une de nos Leçons, a formé ſur le champ le projet
d'un établiſſement de cette eſpece ;
& s'étant retourné vers les perſonnes
de ſa ſuite, il leur a demandé quel

feroit celui de fes Sujets qu'il pourroit envoyer en France pour fe former à ce genre d'éducation. La parole eft donnée pour le mois d'Octobre prochain. Tout autre Gouver-
nement pourroit faire la même chofe,
fans qu'il en coûtât rien à l'Etat, en
y attachant un bénéfice un peu côn-
fidérable ou plufieurs petits. Ce ne
feroit certainement pas agir contre
l'intention de l'Eglife. De mon côté
je drefferois & fournirois des Maîtres
ou Maîtreffes , qui conduiroient enfuite leur Maifon comme ils juge-
roient à propos. C'eft tout ce que
je pourrois faire , mon intention n'é-
tant pas de me mettre jamais à la tête
d'aucune Maifon. Je ne refuferois pas
cependant d'y faire de temps en temps
quelque vifite fi on le defiroit.

CHAPITRE IX.

Comment on pourroit s'y prendre dans un nouvel Etablissement pour instruire les Sourds & Muets.

ARTICLE PREMIER.

Leçons du premier mois.

S'IL arrive quelque jour qu'on forme un Etablissement pour l'instruction des Sourds & Muets, je ne conseillerois pas d'y suivre la même route que j'ai tenue jusqu'à présent, & qu'il m'est impossible d'abandonner. J'ai déjà dit que mes Eleves étoient au nombre de plus de trente, lorsqu'il n'y en a aucun d'absent; qu'ils sont pour la plupart dans un différent degré d'avancement ; qu'ils ne demeurent point chez moi , & n'y viennent que deux fois par semaine.

Il en est parmi eux qui étant obligés de travailler pour gagner leur vie, ne font aucune étude & ne tirent aucune ressource relative à l'instruction de la part des parens, ou des Maîtres avec lesquels ils vivent.

Au milieu d'un assemblage aussi mal assorti, mais que je ne suis pas maître de composer autrement, parce que je me fais un devoir de ne refuser ni de congédier personne, il a fallu choisir un genre de Leçons qui répondît au besoin de tous, de telle sorte que les plus avancés pussent y acquérir de nouvelles connoissances, & que les commençans y trouvassent les premiers élémens de leur instruction future. On a vu de quelle manière nous avons formé & exécuté ce plan, & quels en ont été les succès pour un certain nombre.

Mais je ne croirois pas devoir procéder de même dans un nouvel établissement.

établissement. Les Sourds & Muets
qu'on y admettroit se trouvant également dans une privation entiere
de toute connoissance , il faudroit
leur donner des leçons uniquement
proportionnées à leur ignorance
commune. Je commencerois donc
par leur apprendre les vingt-quatre
lettres de l'alphabet avec le secours de
la Dactylologie, & je leur mettrois le
crayon en main pour les faire écrire :
mais dès ce premier jour il faudroit
qu'un d'entre eux écrivît le présent
de l'indicatif du verbe *porter* , dont
on lui auroit présenté le modele, &
je le leur expliquerois par les signes
méthodiques avec l'appareil qu'on
peut voir (p. 95). Je tiens fortement
à cette maniere de procéder, parce
que l'expérience m'a appris qu'elle
amuse beaucoup les Sourds & Muets,
& qu'elle leur donne un goût décidé
pour les leçons. Dès-lors ils com-

Partie I.   O

mencent à fortir d'un certain air fom-
bre qui eft comme naturellement
attaché à leur fituation , parce qu'ils
fe voient affociés à une communication avec nous , qui jufqu'à ce
moment leur avoit été étrangere.

Il pourroit être utile , les deux ou
trois premiers jours, de leur donner
fur des cartes les noms des principales parties de notre corps , & de
leur procurer le petit amufement du
bureau typographique , comme on
l'a vu (page 42). Il en réfulteroit
un double avantage ; 1°. celui de
graver plus profondément dans leur
efprit la connoiffance de leurs lettres ;
2°. de les accoutumer à les unir les
unes avec les autres pour compofer
des mots.

Mais ce feroit en quelque forte
retomber dans les inconvéniens de
la Dactylologie , que de prétendre
avancer & continuer leur inftruction

par ce moyen. Tout ce qui disparoît
promptement ne fait point assez d'im-
pression pour demeurer dans leur
mémoire. Ce n'est qu'à la longue &
après une répétition très-fréquente
qu'ils peuvent le retenir. Il faut donc,
non des éclairs, ni même des repré-
sentations de quelques minutes, mais
des tableaux subsistans, qui fixent les
mêmes mots sous leurs yeux de telle
façon qu'ils puissent les voir plus souvent que nous ne les avons entendus
dans notre enfance.

Cela étant, il faudroit dans la salle
destinée pour leur instruction & leurs
opérations journalieres, partager un
des longs pans de la muraille (que
je suppose avoir vingt-quatre pieds
de long sur onze ou douze de hauteur) en trois cases différentes, qui
auroient chacune huit pieds de large
& six ou sept de hauteur, en descendant depuis le plafond. Dans la

premiere de ces cafes, on mettroit par
ordre alphabétique , en caracteres
ineffaçables, fix cens noms fubftantifs,
en choififfant ceux qui font d'un ufage
le plus ordinaire : dans la feconde,
les infinitifs de fix cens verbes ; &
dans la troifieme, quatre cens noms
adjectifs. Le refte de cette cafe feroit
occupé par les pronoms , les prépofitions & les conjonctions. Chacune
de ces cafes feroit divifée en trois
colonnes, afin que les lignes ne fuffent
pas trop longues.

Si la falle avoit plus d'étendue,
l'on feroit mieux de placer tous ces
mots perpendiculairement au deffus
les uns des autres , au lieu de les
écrire horizontalement à côté l'un
de l'autre. Cette feconde maniere
n'a d'autre avantage, que de laiffer
moins de vuide , & par conféquent
d'occuper moins de place. L'arrangement perpendiculaire eft beau-

coup plus distinct, & par conséquent
plus utile. Il ne faudroit point charger d'écriture les cinq ou six pieds de
la muraille qui resteroient jusqu'en
bas.

A l'heure de la Leçon, le Maître
feroit successivement poser le bout
d'une baguette sur chacun des mots
qu'il faudroit expliquer par signes,
afin que tous les disciples le vissent
très-distinctement, & il feroit lui-
même le signe qui doit y corres-
pondre. Il n'en prendroit que six,
qu'il feroit ensuite répéter par chacun des disciples, en commençant
par ceux qui paroîtroient avoir plus
d'intelligence, & descendant par
degrés jusqu'à celui qui sembleroit
avoir moins d'ouverture. Il faudroit
ensuite passer à six autres mots, en
gardant le même ordre.

On commenceroit par douze noms
substantifs. On iroit ensuite à la case

des verbes, & on en prendroit douze.
Enfin on termineroit cette opération
par six adjectifs. Ce seroient trente
mots pour la premiere leçon ; mais
avant que de la finir, il faudroit faire
répéter par signes ces trente mots de
suite par celui des disciples qui les
auroit saisis plus facilement ; & je
puis assurer que le Maître ne seroit
point obligé de revenir lui-même à
une seconde explication ; parce qu'il
est comme impossible qu'entre les
Eleves, que je suppose au nombre
de dix ou environ, il n'y en ait pas
un, ou deux, ou même davantage,
qui retiennent ces signes. Or cela
suffit ; & en voici la raison : Il n'est
aucun Sourd & Muet qui ne veuille
devenir maître dès qu'il sçait quelque
chose, & qui ne dise tout simplement
à ses compagnons, qu'ils sont des
ânes, tant qu'ils ne conçoivent pas,
ou qu'ils oublient ce qu'il a compris

& retenu. On peut donc être assuré
que ces mots étant toujours présens
à ses yeux, il en aura fait entrer les
signes dans l'esprit & la mémoire de
ses compagnons, lorsqu'on viendra
faire la Leçon suivante.

Celle-ci doit commencer par la
répétition des trente mots précédens,
qu'il suffira de faire faire par un seul
des Eleves. Il faudra ensuite prendre
dans le même ordre trente nouveaux
mots. Cela en fera soixante par jour,
& par conséquent six cens en dix
jours. Ce pan entier de la muraille,
composé de dix-huit cens mots, sera
donc achevé en un mois ; & le secours que les Sourds & Muets plus
habiles auront fourni à leurs compagnons moins intelligens, y aura
autant contribué que la science &
l'instruction du Maître. L'expérience
nous apprend que de jeunes Sourds
& Muets qui assistent à nos Leçons,

rendent très-fidélement les signes à d'autres plus jeunes qui ne peuvent y venir, & que ceux-ci les apprennent auffi-bien que fi nous les leur euffions montrés nous-mêmes.

Il fera néceffaire d'avoir dans la falle dont nous parlons, un tableau qui puiffe fe mettre & s'ôter quand on voudra, fur lequel feront écrites deux déclinaifons de noms fubftantifs mafculins, l'un commençant par une confonne, l'autre par une voyelle ou une afpirée; & deux autres déclinaifons femblables pour les noms fubftantifs féminins. On donnera aux jeunes Eleves d'autres noms à décliner d'après ces modeles. Une feule leçon de ce tableau fuffit ordinairement. S'il fe trouvoit quelque efprit plus lourd & plus tardif, pour lequel il en fallût davantage, on chargeroit quelques-uns de fes condifciples de le faire décliner en particulier : s'ils ne

lui

lui passeroient aucune faute & l'ame-
neroient bientôt à leur point.

Il faudra pareillement avoir un
tableau pour les conjugaisons. Il ne
doit contenir que les pronoms personnels ; & vis-à-vis d'eux à une petite distance les lettres finales qui
conviennent à chaque personne & à
chacun des nombres , des temps &
des modes en cette maniere :

Premiere Conjugaison. *Seconde Conjugaison.*

		Premiere		Seconde
PRÉSENT.	Je	e.	Je	is.
	Tu	es.	Tu	is.
	Il	e.	Il	it.
	Nous	ons.	Nous	issons.
	Vous	ez.	Vous	issez.
	Ils	ent.	Ils	issent.
IMPARF.	Je	ois.	Je	issois.
	Tu	ois.	Tu	issois.
	Il	oit , &c.	Il	issoit, &c.

Le vuide qu'on laisse entre ces
pronoms & ces finales , est pour y
placer les lettres essentielles (qu'on
peut appeller la racine) d'un verbe,

Partie I.   P

qui se retrouvent dans toutes & chacune de ses parties, comme *port*, *tir*, *blanch*, *tern*, dans les verbes *porter*, *tirer*, *blanchir*, *ternir*. On commencera par donner aux Sourds & Muets à conjuguer sur ce modele tel verbe qu'on voudra de la premiere conjugaison, & d'autres ensuite, mais de la même conjugaison. Ordinairement ils saisissent cette méthode avec beaucoup de facilité, & le tableau devient bientôt inutile. Les quatre conjugaisons doivent être disposées dans ce même ordre ; mais il ne faut point faire passer à la seconde jusqu'à ce que, sans avoir besoin de regarder le tableau, on sçache imperturbablement écrire la premiere. Les autres alors ne sont pour ainsi dire qu'un jeu. Tout ce que nous venons de dire peut & doit se faire dans le premier mois ; & dès-lors les Sourds & Muets seront en état d'écrire fous la dictée des fignes toute phrafe qui ne renfermera que les mots dont on leur aura donné l'explication.

Avec fix cens noms fubftantifs & autant de verbes, quatre cens adjectifs, tous les pronoms, & un nombre de prépofitions & de conjonctions, il y aura bien des phrafes à dicter. Cependant les Sourds & Muets les entendront toutes, puifqu'ils choifiront d'eux-mêmes les termes néceffaires pour exprimer les idées dont on leur préfentera les fignes. Il faut obferver cependant que cela feroit impoffible, fi les Sourds & Muets n'avoient pas fous les yeux les trois cafes dont nous avons parlé ci-deffus qui renferment tous ces mots. Il eft plus facile de retenir la fignification d'un mot qu'on voit écrit fur une muraille, que de fe reffouvenir, s'il n'eft plus préfent devant foi, de toutes & chacune des lettres qui doivent entrer dans sa compofition , pour en faire ufage fous la dictée des fignes : mais les Sourds & Muets ayant pour la plupart une mémoire locale affez bonne , & ces mots étant toujours expofés devant eux , ils y auront promptement recours , s'ils ne fe reffouviennent pas bien au jufte de l'arrangement de toutes & chacune des lettres qui compofent ces mots.

ARTICLE II.

Leçons du fecond mois & des fuivans.

LES Leçons du fecond mois fe feront dans le même ordre que celles du premier. On partagera pareillement en trois cafes l'autre long pan de la muraille. Mais comme le nombre des noms fubftantifs l'emporte de beaucoup fur celui des verbes , & encore plus fur celui des noms adjectifs, il faudra prendre autant de place qu'il

en fera néceffaire pour contenir mille
ou onze cens noms fubftantifs, cinq
ou fix cens verbes , & deux cens
adjectifs feulement.

Ce qui reftera des murailles du
côté des fenêtres & de la porte, fer-
vira pour le troifieme mois, à la fin
duquel les Sourds & Muets fçauront
plus de cinq mille mots. C'en fera
autant qu'il en fera néceffaire pour
leur donner toutes fortes d'inftructions, pourvu qu'on ait toujours
choifi par degrés dans l'arrangement
des cafes ceux qui fe retrouvent plus
ou moins ordinairement dans la converfation & dans la lecture. Dailleurs
s'il s'en rencontroit quelqu'un , qui
jufqu'alors n'eût point expliqué, c'eft
l'affaire d'un moment, foit qu'il porte
en quelque forte avec lui-même fon
figne , foit qu'il faille recourir à l'analyfe pour l'expliquer.

Il ne faudra point fe contenter de

donner ces inſtructions aux Sourds
& Muets : on les obligera de les
apprendre par demandes & par réponſes, & de les rendre par écrit,
juſqu'à ce qu'ils ſoient en état de les
réciter de vive voix plus ou moins
diſtinctement. Les demandes & les
réponſes ne feront point écrites par
le même. Ils devront ſçavoir également les unes & les autres ; & chacun à ſon tour ſera demandant ou
répondant, ſuivant l'ordre du Maître
qui préſidera à cet exercice. Mais il
faudra toujours qu'on explique par
ſignes méthodiques la leçon qu'on
aura écrite.

On comprend bien qu'alors tous
les enfans ne marcheront point d'un
pas égal : il feroit injuſte de l'exiger,
& ce feroit une cruauté d'employer
les pénitences ou les punitions pour
les y contraindre. Il y en aura qui
ne pourront apprendre par jour que

deux ou trois demandes & réponfes.
Il s'en trouvera d'autres qui en apprendront facilement plus d'une douzaine. J'en connois qui ne font pour
ainfi dire que les regarder, & auffi-
tôt ils les fçavent ; mais je conviens
qu'ils les oublient auffi très-facile-
ment.

Il fe formera donc néceffairement
différentes bandes dans la même
claffe. Mais il fera néceffaire de les
réunir tous les jours une demi-heure
le matin, & une demi-heure le foir,
pour faire répéter par fignes métho-
ques dans chacune de ces leçons, au
moins une centaine des mots qu'ils
auront appris, afin que le fouvenir
s'en grave de plus en plus dans leur
mémoire d'une maniere ineffaçable.
Il fuffira de les faire répéter par un
ou deux enfans en préfence des autres, & on ne fupprimera cet exercice, que lorfqu'on s'appercevra qu'il

P 4

leur devient ennuyeux , parce qu'ils fçauront tous ces mots, comme nous fçavons notre *Pater*.

Cependant comme il restera encore un grand nombre de mots qui font néceſſaires pour l'intelligence entiere de la Langue , il faudra faire uſage des ſalles contigues à celle de l'inſtruction , ou des veſtibules s'il y en a. Suppoſé qu'il n'y en ait point , on devra ſe ſervir du réfectoire & des autres endroits de la maiſon où les Sourds & Muets peuvent ſe trouver enſemble ; en un mot , de la cour même & du jardin, ſi cela eſt néceſſaire , pour achever la repréſentation entiere de tous les mots de la Langue, & toujours par ordre alphabétique, parce que c'eſt le vrai moyen de n'en oublier aucun.

Il eſt à ſouhaiter que dans quelque endroit de la maiſon il y ait des tableaux, dont l'un repréſente les principaux & les plus connus d’entre les animaux à quatre pieds. Il n’eſt pas néceſſaire que chacun d’eux ſoit plus grand qu’ils ne le ſont dans les eſtampes de l’Hiſtoire Naturelle de M. de Buffon, *in-12* ; mais il faut y obſerver exactement les couleurs. On fera la même choſe pour les oiſeaux, les poiſſons (les reptiles & les inſectes ſi l’on veut), les fruits & les légumes.

Il me paroît qu’en prenant tous ces moyens, & obſervant d’ailleurs tout ce que nous avons dit ci-deſſus dans l’expoſition de notre Méthode des ſignes, on pourra conduire l’inſtruction des Sourds & Muets juſqu’à une eſpece de perfection. Quelques perſonnes auroient deſiré que je donnaſſe avec cette Méthode le détail de mes ſignes. Cela eſt impoſſible. Il faudroit pluſieurs volumes, puiſqu’il n’eſt aucun mot qui n’ait ſon signe particulier, qui s'exécute en un inſtant, mais qui ne ſe décrit pas de même. Il en eſt pluſieurs qui demanderoient des pages entieres. C'eſt donc une choſe qui ne peut s'apprendre que par tradition; & je ſuis au ſervice de quiconque le deſirera.

ARTICLE III.

Matiere ordinaire des Leçons des Sourds & Muets ; & Réponſe aux reproches qu'on nous fait ſur cet article.

TOUT le monde conçoit qu'étant Prêtre, & ne m'étant chargé de l'éducation des Sourds & Muets que par un motif de religion, je dois les inſtruire des vérités de leur Catéchiſme. Perſonne ne le trouve mauvais ; on ſeroit même étonné ſi cela n'étoit pas. Mais on a de la peine à m'entendre dire que je les inſtruis dans le plus grand détail ſur toute l'Hiſtoire de l'ancienne & de la nou-

velle Alliance. On me demande si
je veux en faire des Théologiens?
Cela se pourroit, si c'étoit mon ne-
veu, ou quelque autre qui avec un
goût décidé pour cette science auroit
d'ailleurs un patrimoine honnête qu'il
ne desireroit pas d'augmenter. Mais
je ne porte pas mes vues si haut avec
nos Sourds & Muets. Il s'agit de développer leur intelligence, de leur
fournir des idées, & de leur apprendre toute la Langue. Or pour arriver
à ce terme, j'ai choisi par préférence
la route qu'on me reproche ; & voici
pourquoi.

Les plus habiles de nos Peintres
n'ont pas toujours été des dévots ;
je crois qu'on en conviendra. Sur
quelle Histoire néanmoins la plupart
d'entre eux ont-ils exercé leurs talens ? que nous représentent les plus
beaux monumens de leur art qui dé-
corent les Palais de nos Rois & de

nos Princes ? Est-il aucun Peuple
dont les Annales aient fourni au
pinceau des sujets aussi intéressans
& aussi variés que l'Histoire complette de l'ancienne & de la nouvelle Alliance ?

La Peinture est un art muet, qui
ne parle qu'aux yeux, & l'habileté
de l'artiste consiste à sçavoir attirer
les regards des spectateurs, fixer leur
attention sur son ouvrage, & mériter
leurs éloges. Son honneur & son
intérêt y sont également compromis
s'il n'y réussit pas. Mais dans la Peinture comme dans la Poésie, le choix
du sujet n'est pas indifférent au succès que l'Auteur se propose. Le riche
fond dans lequel la plupart des grands
Maîtres ont puisé les originaux de
leurs portraits, nous annonce donc
où nous devons chercher la matiere
la plus ordinaire des nôtres ?

Semblable à la Peinture, l'art des

Signes méthodiques est un langage
muet qui ne parle qu'aux yeux. Mais
quelle différence entre l'une & l'autre
du côté de la multitude des objets
que celui-ci doit nécessairement représenter ! Il faut que les idées les
plus métaphysiques, indociles à subir
le joug du pinceau , viennent s'en-
chaîner sous la dépendance des signes
dans la classe des objets qu'il est très-
possible de peindre à la vue , en faisant entrer dans l'esprit par l'organe
des yeux la signification des mots
qui les expriment. Nous avons dit
ci-dessus comment se fait cette opération, en expliquant par signes chacun
de ces mots avec le secours de l'a-
nalyse.

Cependant , après cette explication, où en sommes-nous encore ?
Nous ne sommes pas plus avancés
qu'un Peintre, qui auroit dans son
attelier des yeux , des nez , des oreil-

les, des bouches, des mains & des pieds repréfentés fur la toile avec toute la force & la délicateffe de fon art. J'étois venu chez lui pour y chercher un tableau de fa façon compofé de plufieurs figures ; & je n'y trouve pas même un homme entier.

Il en eft de même dans notre art des fignes méthodiques. Tous nos mots écrits féparément, dont nous avons donné l'explication par fignes, ne préfentent à l'efprit que des idées partielles, ifolées, & en quelque forte incomplettes, fans aucune liaifon des unes avec les autres. Il s'agit donc d'en compofer des phrafes & d'en former des difcours fuivis ; fans cela nous n'apprendrons point aux Sourds & Muets à réunir leurs idées, & encore moins à les communiquer aux autres. Il faut par conféquent choifir des fujets propres à faire fortir chacun de ces mots de leurs cafes, pour venir tour à tour à leur deftination naturelle.

Peut-être m'arrête - t - on déjà par une fuite de l'ancien préjugé, en me difant qu'il n'eft pas néceffaire que la circonférence de l'inftruction des Sourds & Muets s'étende à tous les mots de la Langue ; qu'elle doit fe borner aux premieres vérités de la Religion & aux connoiffances natu-relles qui peuvent être relatives & proportionnées aux arts méchaniques qu'ils exerceront dans la fuite. Cette objection ne m'affecteroit pas beau-coup, quand même il feroit vrai que la furdité ne feroit le partage que des pauvres. 1°. Il ne me feroit pas facile de difcerner quels feroient les mots dont ils n'auront pas befoin dans l'exercice de leur art & dans le fein de leur famille. 2°. Quand cela feroit poffible, je ne me déterminerois pas aifément à circonfcrire leurs facultés intellectuelles dans des bornes étroites, ayant un moyen de leur donner plus d'activité & plus d'étendue.

Mais on fe trompe dans le fait. La furdité eft une mifere à laquelle font fujettes des perfonnes de tout état & de toute condition. Nous avons parmi nos enfans des Sourds & Muets nobles & riches, comme il y en a de pauvres & de la lie du peuple. On voudra bien fans doute que nous donnions aux premiers toutes les efpeces de connoiffances dont ils peuvent être capables. Eh bien, il faudra fouffrir, quoi qu'on en dife, qu'au moins par concomi-tance les autres puiffent également les faifir. Cela eft d'autant plus jufte, que les riches ne viennent chez moi que par tolérance. Ce n'eft point à eux que je me fuis confacré: c'eft

aux

aux pauvres. Sans ces derniers , je n'aurois jamais entrepris l'inftruction des Sourds & Muets. Les riches ont le moyen de chercher & de payer quelqu'un pour les inftruire.

Cependant, foit riches, foit pauvres , c'eft la Langue toute entiere qu'il faut apprendre , ou ne s'en pas mêler. L'Inftituteur doit donc choifir pour fes inftructions une fuite de fujets qui lui donnent occafion d'en employer tous les mots. Mais, qu'on y prenne garde : ces fujets doivent être intéreffans ; car il eft queftion (comme dans la Peinture), d'attirer les yeux des Sourds & Muets, de fixer leur attention , & DE LEUR PLAIRE ; fans cela nous ne tenons rien.

Or l'Hiftoire complette de l'ancien & du nouveau Peuple a cet avantage fingulier au deffus de toute autre matiere qu'on choifiroit pour leur apprendre la Langue, qu'elle attire tou-jours leur attention & ne les ennuie jamais. S'imaginer qu'on leur apprendra toute la Langue sans le secours de l'Histoire, c'est se tromper. Mais c'est aussi ne les pas connoître que de croire qu'ils prendront intérêt à l'Histoire nationale. Les Sourds & Muets ne naissent point avec le goût patriotique. Ce sont de vrais solipses qui ne pensent qu'à eux-mêmes & à ce qui les touche de près. Ils connoissent leurs peres & meres, & peut-être leurs grand - peres & grand-meres. Ce qu'étoit leur patrie avant que ces personnes vinssent au monde ne les affecte en aucune maniere. Ils bâilleroient à chaque instant sur le récit de nos guerres & le détail de nos révolutions.

Il n'en est pas de même d'une Histoire, à la tête de laquelle ils trouvent un Dieu Créateur, dont on leur

expliqué les ouvrages, qui les raviffent
d'admiration. Chaque pas qu'on fait
avec eux les étonne, les éleve, les
enchante. Viennent enfuite les Hif-
toires perfonnelles d'Adam, de Caïn
& d'Abel, de Noé, d'Abraham, de
Jacob & de Jofeph, de Moyfe, &c.
qui forment autant de tableaux, dont
chacun fait fur leur efprit les impref-
fions les plus vives. Tout change en
eux ; leur vifage, leur maintien, la
maniere de fe préfenter & de nous
aborder. Ce ne font plus les mêmes
perfonnes.

On nous demande pour eux des
connoiffances naturelles ; mais le détail des ouvrages de la création ne
leur en a-t-il pas donné ? J'ofe dire
qu'ils en ont plus que le très-grand
nombre de ceux qui parlent & qui
entendent. Ils fçavent déjà ce que
font les aftres qui roulent majeftueu-
fement fur nos têtes, ce qu'eft la terre,

tout ce qu'elle produit & qui y marche, ou qui y rampe. Ils n'ignorent
plus ce qu'eſt la mer & tout ce qu'elle
renferme, ce que ſont les fleuves &
les ruiſſeaux, les montagnes & les
vallées. Ils retrouvent dans la ſuite
de cette Hiſtoire l'éléphant & la four-
mi, l'autruche & le paſſereau, la ba-
leine & le poiſſon trop petit pour
intéreſſer le Pêcheur qui le rejette,
le cedre & l'hyſſope; tout ce qui ſert
à notre nourriture, ſoit qu'il vive
ou qu'il végete ; tout ce qui entre
dans la conſtruction & l'ornement
de nos édifices ; les broderies les plus
riches & les plus délicates, & ce
qu'il y a de plus groſſier dans les
ouvrages des doigts ; la ciſelure en
or & le panier de jonc, les vête-
mens les plus ſuperbes & les haillons
les plus vils ; la ſanté, la maladie,
la mort ; la paix, la guerre, le feu,
la famine, la peſte, la proſpérité, les

malheurs, l'abondance, la disette,
les châtimens, les récompenses ; la
fondation de grands Empires, leur
élevation & leur gloire, leur abaisse-
ment & leur ruine. Je m'arrête : il
n'est aucune chose dans quelque ordre
que ce puisse être, dont l'Histoire
très-détaillée de l'Ancien & du Nouveau Testament ne nous donne occasion de parler, & par conséquent
d'employer dans des phrases toujours
plus ou moins intéressantes, les différens mots que nous avons expliqués
par signes méthodiques sur la muraille ou sur le papier.

Et on ne voudroit pas que nous
choisissions par préférence pour instruire nos Sourds & Muets un fonds
aussi riche, qui leur procure sans cesse
un nouveau plaisir en même temps
qu'il forme leur esprit & leur cœur !
Chacun sera le maître de prendre pour
matiere de ses instructions ce qu'il

jugera à propos; mais je doute qu'on y réuffiffe également fi on prend une autre route. Pour moi je ne quitterai jamais une méthode dont j'ai reconnu par expérience les avantages en tout genre. J'ai déjà dit que les Sourds & Muets que j'inftruis ont fur cet objet une fuite complette de Leçons par demandes & par réponfes , que je ne ferai point de difficulté de tra-duire dans les différentes Langues dont nous faifons ufage, fi quelqu'une des Nations voifines eft dans la dif-pofition de s'en fervir.

CHAPITRE X.

Comment on peut apprendre aux Sourds & Muets à parler.

IL ne me reste plus qu'à expliquer de quelle maniere l'art supplée au défaut de la nature, pour apprendre aux Sourds & Muets de naissance à former des sons distincts & à prononcer des mots. J'avertis que je ne suis point Auteur en cette matiere. M. Amman, Docteur en Médecine, a donné, il y a environ quatre-vingts ans, deux excellens Ouvrages; l'un intitulé, *Surdus & Mutus loquens*; & l'autre, *Dissertatio de Loquelâ Surdorum & Mutorum.* Avant lui (en 1625) M. Bonnet, Espagnol, avoit fait imprimer dans sa langue un Traité qui a pour titre, *Arte para enseñar à hablar à los Mudos.* On lui dispute

aujourd'hui le mérite de cette invention, parce qu'on trouve dans l'Histoire que quelques perſonnes avant
lui avoient fait parler des Sourds &
Muets, & on accuſe M. Amman de
plagiat, comme n'ayant fait que copier des Auteurs plus anciens. S'il
m'eſt permis de dire ce que j'en penſe,
je ne trouve aucune difficulté à croire, que M. Amman l'ait inventé en
Hollande, M. Bonnet en Eſpagne,
M. Wallis en Angleterre, & d'autres
Sçavans dans d'autres pays, ſans avoir
vu les ouvrages les uns des autres.
J'ajoute même qu'il n'eſt aucun habile Anatomiſte, qui en réfléchiſſant
pendant quelques jours ſur les mouvemens qui ſe paſſent en lui dans l'organe de la voix & les parties qui l'environnent, à meſure qu'il prononce
fortement & ſéparément chacune
de nos lettres, & ſe regardant avec
attention dans ſon miroir, ne puiſſe
devenir

devenir à son tour inventeur de cet art, sans jamais avoir rien lu sur cette matiere.

Si quelqu'un veut s'instruire à fond sur cet article, il peut consulter MM. de l'Académie des Sciences , qui lui indiqueront tous les Auteurs qui en ont parlé. Pour moi je me borne à expliquer très-simplement de quelle maniere je m'y suis toujours pris avec les Sourds & Muets dont je me suis chargé, n'ayant pas cru que ce fût une obligation pour moi de suivre en tout point ni les principes de M. Bonnet, ni ceux de M. Amman.

Lorsqu'un Sourd & Muet arrive chez moi pour la premiere fois , je lui fais laver ses mains jusqu'à ce qu'elles soient vraiment propres. Alors je trace un *a* sur la table ; & ensuite prenant sa main , je fais entrer dans ma bouche son quatrieme

Partie I. R

doigt jufqu'à la feconde articulation ;
après cela je prononce plufieurs fois
fortement un *a*, & je lui fais obferver que ma langue refte tranquille,
& qu'elle ne s'éleve point pour toucher à fon doigt.

Enfuite j'écris fur ma table & je
lui montre un *e*. Je le prononce de
même plufieurs fois fortement &
tranquillement, fon doigt étant toujours dans ma bouche. Je lui fais
obferver que ma langue s'éleve &
pouffe fon doigt vers mon palais.
Après cela, ayant retiré fon doigt,
je prononce de nouveau cette même
lettre, & je lui fais remarquer que
ma langue s'élargit & s'approche des
dents canines, & que ma bouche
n'eft pas fi ouverte. Je lui montrerai
dans la fuite ce qu'il devra faire pour
prononcer nos différens *e*.

Alors je mets moi - même mon
doigt dans fa bouche, & je lui fais

entendre qu'il doit faire avec sa langue comme j'ai fait avec la mienne.
La prononciation de l'*a* ne souffre
aucune difficulté. Ordinairement celle
de l'*e* réussit de même dès la premiere
fois. Mais il se trouve quelques Sourds
& Muets pour qui il faut recommencer deux ou trois fois de suite la même
opération.

Lorsque le Sourd & Muet a prononcé ces deux premieres lettres,
j'écris & je montre un *i*. Ensuite je
remets son doigt dans ma bouche,
& je prononce cette lettre. Je lui
fais observer, 1°. que ma langue
pousse plus fortement son doigt vers
mon palais comme pour l'y attacher;
2°. que ma langue s'élargit davantage, comme pour sortir entre les
dents des deux côtés; 3°. que je fais
comme une espece de souris qui est
très-sensible aux yeux.

Après cela, retirant son doigt de

R 2

ma bouche, & mettant le mien dans la sienne, je l'engage à faire la même chose ; mais il est rare que cette opération réussisse dès la premiere fois, & même dès le premier jour, quoique faite à plusieurs reprises ; il se trouve même quelques Sourds & Muets qu'on ne peut jamais y amener que d'une maniere imparfaite. Leur *i* a toujours trop de ressemblance avec l'*é*.

Il n'est plus nécessaire de remettre les doigts dans la bouche. En faisant comme un *o* avec mes levres, & y ajoutant une espece de petite moüe, je prononce un *o* , & le Sourd & Muet le fait à l'instant sans aucune difficulté.

Je fais ensuite avec ma bouche comme si je soufflois une lumiere ou du feu , & je prononce un *u.* Il fait la même chose : quelquefois cependant il prononce un *ou.* Cela

se corrige, en lui faisant sentir que
le souffle que je fais sur le revers de
sa main en prononçant un *u*, est froid,
& qu'il est chaud en prononçant
un *ou*.

J'écris ensuite sur ma table, *pa*,
pé, *pi*, *po*, *pu*; & voici pourquoi
je commence par ces syllabes : c'est
que dans tout art il faut commencer
par ce qu'il y a de plus facile, pour
arriver par degrés à ce qu'il y a de
plus difficile. Je montre donc au
Sourd & Muet, que j'enfle mes joues
& que je serre fortement mes levres.
Ensuite faisant sortir l'air de ma bouche avec une espece de violence,
je prononce fortement *pa*. Il l'imite
aussi-tôt. La plupart même le sçavent
prononcer avant que de s'adresser a
nous, parce que les mouvemens
qu'on fait pour prononcer cette syllabe étant purement extérieurs, ils
s'en sont apperçus plusieurs fois &

se sont accoutumés à les faire par imitation.

Mais ayant appris à prononcer *é*, *i*, *o*, *u*, par la premiere opération dont je viens de rendre compte, ils disent tout de suite, *pé*, *pi*, *po*, *pu* : il n'y a que le *pi* qui est souvent très-obscur, & qui le reste long-temps.

J'écris *ba*, *bé*, *bi*, *bo*, *bu*, parce que le *b* n'est qu'un adoucissement du *p*. Pour faire entendre cette différence au Sourd & Muet, je mets ma main sur la sienne ou sur son épaule, & je la presse fortement, en lui faisant entendre que mes levres se pressent de même fortement l'une contre l'autre, lorsque je dis *pa*. Après cela je presse plus doucement sa main ou son épaule, & je fais observer que mes levres se pressent aussi plus doucement en disant *ba*. Le Sourd & Muet pour l'ordinaire saisit cette différence, & il prononce *ba*, & tout de suite *bé*, *bi*, *bo*, *bu*.

Après le *p* & le *b*, la confonne qui eft la plus facile à prononcer eft le *t*. J'écris donc *ta*, *té*, *ti*, *to*, *tu*, & je prononce *ta*. En même temps je fais remarquer au Sourd & Muet, que je mets le petit bout de ma langue entre mes dents de devant fupérieures & inférieures, & que je fais avec le bout de ma langue une efpece de petite éjaculation, qu'il lui eft aifé de fentir en y approchant l'extrêmité de fon petit doigt. Il n'en eft prefque aucun qui fur le champ ne prononce *ta*, & enfuite *té*, *ti*, *to*, *tu*.

J'écris alors *da*, *dé*, *di*, *do*, *du*, parce que le *d* n'eft que l'adouciffement du *t*; & pour faire fentir la différence entre l'un & l'autre, je prends la même route que je viens de dire pour le *p* & le *b*.

R 4

Ce qu'il y a ensuite de plus facile, est la lettre *f*. J'écris donc *fa*, *fé*, *fi*, *fo*, *fu*, & je prononce fortement *fa*. Je fais observer au Sourd & Muet, que je pose mon ratelier supérieur sur ma levre inférieure, & je lui fais sentir sur le dos de sa main le souffle que je fais en prononçant cette syllabe. Aussi-tôt il la prononce lui-même pour peu qu'il ait d'intelligence.

Va, *vé*, *vi*, *vo*, *vu*, n'en est que l'adoucissement, & ne souffre pas plus de difficulté.

Tout ce que nous venons de dire n'est en quelque sorte qu'un jeu ; & pour peu que les Sourds & Muets aient de capacité, il ne leur faut pas une heure entiere pour l'apprendre & l'exécuter. Cependant ils sçavent déjà onze lettres, qui font à peu près la moitié de notre alphabet. Ce qui suit devient tant soit peu plus difficile.

J'écris *cha*, *ché*, *chi*, *cho*, *chu*, &
je prononce fortement *cha*. Je fais
observer au Sourd & Muet, 1°. le
genre de moüe que nous faisons tous,
lorsque nous faisons peur à un chat,
& que nous difons fortement *chat* ;
2°. que je fais une afpiration forte ;
3°. que ma langue touche prefque à
mon palais ; 4°. qu'elle s'étend &
vient comme frapper mes dents mo-
laires. La prononciation de cette fyllabe ne rencontre pas encore de grandes difficultés. Avec un peu d'attention le Sourd & Muet la prononce, &
enfuite *ché*, *chi*, *cho*, *chu*. Le *ja*, *jé*,
ji, *jo*, *ju*, en eft l'adouciffement,
& s'enfeigne comme ci-deffus par la
différence de la preffion.

Nous en fommes (en fuivant
toujours l'ordre à proportion de la
facilité ou difficulté) au *fa*, *fé*, *fi*,
fo, *fu*. Je l'écris, & je prononce *fa*.
Je prends enfuite la main du Sourd

& Muet, & je la mets dans une situation horizontale à trois ou quatre pouces au deſſous de mon menton. Je lui fais obſerver alors, 1°. qu'en prononçant fortement une ſ, je ſouffle ſur le dos de ſa main d'une maniere très-ſenſible, quoique ma tête, & par conſéquent ma bouche, ne ſoit pas inclinée pour y ſouffler; 2°. que cela arrive ainſi, parce que le bout de ma langue touchant preſ-que aux dents inciſives ſupérieures, ne laiſſe qu'une très-petite iſſue à l'air que je chaſſe fortement, & que j'empêche de ſortir en droiture, comme il faiſoit lorſque je pronon-çois *cha*. D'un autre côté ce même air fortement pouſſé, ne pouvant retourner en arriere, il eſt obligé de deſcendre perpendiculairement ſur la main qui eſt au deſſous du menton. 3°. Je fais encore obſerver que la langue preſſe aſſez fortement les

dents canines supérieures. Il arrive
souvent qu'un Sourd & Muet atten-
tif à ce qu'il me voit faire moi-
même , & à ses observations que je
lui ai fait faire par signes , prononce
tout d'un coup *sa* , & ensuite *sé*, *si*,
so, *su*. Nous avertissons que le *c* avec
un *é* ou un *i* , se prononce comme
sé, *si*, & que même avec un *a*,
un *o* & un *u* , il se prononce comme
sa, *so*, *su*, lorsqu'on met au dessous
du *c* une cédille , c'est-à-dire , une
petite virgule.

Le *ʒa*, *ʒé*, *ʒi*, *ʒo*, *ʒu*, est l'adoucissement de *sa*, *sé*, *si*, *so*, *su*.

Mais voici de quoi exercer notre
patience. J'écris sur la table ,

ca			*co*	*cu*
ka	*ké*	*ki*	*ko*	*ku*
qua	*qué*	*qui*	*quo*	

Ensuite je prononce fortement *ca*. Je
prends alors la main du Sourd & Muet,
& je la mets doucement à mon gosier

dans la situation extérieure d'un homme qui me prendroit à la gorge pour m'étrangler. Je lui fais obferver, & il le fent d'une maniere palpable, qu'en prononçant fortement cette fyllabe, mon gofier s'enfle. Je lui montre enfuite que ma langue fe retire au fond de ma bouche, qu'elle s'attache fortement à mon palais, & ne laiffe à l'air intérieur aucune iffue pour fortir jufqu'à ce que je la force de s'abaiffer pour prononcer cette fyllabe. Après cela, je mets moi-même ma main fur fon gofier, comme je lui ai fait mettre la fienne fur le mien, & je l'engage à faire lui-même comme il m'a vu faire.

Il n'eft qu'un très-petit nombre de Sourds & Muets pour lefquels cette opération réuffiffe dès la premiere fois. Avec les autres il faut la répéter, leur montrer, & leur faire fentir l'effet que la prononciation de cette fyllabe produit dans le gofier de leurs compagnons ou compagnes , & de quelle maniere leur langue tient à leur palais , tant qu'ils fe préparent à la prononcer. On leur fait auffi remarquer l'efpece d'effort qui fe paffe dans les flancs en prononçant fortement cette fyllabe.

Il s'en trouve pour lefquels il faut y revenir trois ou quatre jours de fuite ; mais je prie qu'on fe fouvienne fur - tout qu'il faut prendre garde de les rebuter. Quand on voit qu'ils s'impatientent ou qu'ils fe découragent fur une lettre , il faut paffer à une autre. Peut-être qu'une heure après ils diront tout d'un coup celle qu'on a été obligé d'abandonner. Il arrive auffi quelquefois qu'en voulant leur faire prononcer une fyllabe , qu'on leur montre *hic &* *nunc*, ils en prononcent une autre , qu'on ne leur a point encore apprife , comme, par exemple, qu'en voulant leur faire dire pour la premiere fois *cha*, ils difent ou *fa*, ou *qua* : fur le champ il faut écrire ou *fa*, *fé*, *fi*, *fo*, *fu*, ou *qua*, *qué*, *qui*, *quo*, *cu*, felon ce qu'ils ont prononcé, & le leur faire répéter ; c'eft autant de peine épargnée pour le Maître.

Lorfqu'ils font parvenus à prononcer le *ca*, toutes les autres fyllabes, que nous avons rangées ci-deffus fous trois lignes, ne fouffrent plus aucune difficulté.

Ga, *gué*, *gui*, *go*, *gu*, font des adouciffemens de *qua*, *qué*, *qui*, &c. mais nous avons foin d'avertir que lorfque le g fe trouve feul avec un *é* ou un *i*, il fe prononce comme *jé* & *ji*. Nous faifons auffi obferver que dans ces mots, *gabion*, *galere*, la prononciation du g eft dure, & qu'alors la langue eft prefque auffi profondément retirée vers le gofier, qu'en prononçant le *qua*. 2°. Que dans la prononciation de *guerre* ou *guidon*, il y a plus de douceur, & qu'alors la langue est moins retirée. 3°. Enfin, qu'elle ne l'est presque plus dans ce mot *Seigneur*, & autres semblables. Cette troisieme prononciation du *g* avec une *n*, doit sortir par le nez ; c'est une de celles qu'il est plus difficile de faire entendre aux Sourds & Muets.

Nous n'enseignons point particuliérement la lettre *x*. Nous montrons seulement qu'elle se prononce quelquefois comme *qs*, & d'autres fois comme *gz*. Nous dirons ci-après de quelle maniere nous apprenons aux Sourds & Muets à joindre ensemble deux consonnes.

Il ne nous reste plus que les quatre consonnes appellées liquides, *l*, *m*, *n*, *r*, parce que nous n'avons pas voulu séparer toutes celles qui étant dures par elles-mêmes, en ont fous elles d'autres plus douces.

J'écris donc *la*, *lé*, *li*, *lo*, *lu*, & je prononce *la*. Je fais obferver, 1°. que ma langue fe replie fur elle-même, & que fa pointe en s'élevant frappe mon palais ; 2°. qu'elle s'élargit d'une maniere fenfible pour prononcer la lettre *l* de cette fyl-labe, mais qu'elle fe rétrécit auffi-tôt pour en prononcer la lettre *a*. Les Sourds & Muets faififfent affez faci-lement cette prononciation, dans laquelle il fe paffe quelque chofe à peu près femblable à ce qui fe fait dans la langue du chat lorfqu'il boit.

En écrivant *ma*, *mé*, *mi*, *mo*, *mu*, & prononçant *ma*, je fais obferver que la fituation de mes levres eft la même que pour la prononciation du *p* & du *b* ; mais, 1°. que la pref-fion des levres l'une contre l'autre eft

eſt encore plus douce que celle du *b* ;
2°. que la prononciation de cette
lettre doit ſortir par le nez. Il ſe
trouve des Sourds & Muets qui ont
de la peine à ſaiſir ce ſecond adou-
ciſſement du *p*, & l'émiſſion de l'air
par les narines. Ceux d'entre eux qui
ont vécu avec leurs meres ſçavent
dire *maman* avant que de venir à
nos Leçons, à force d'avoir vu répéter ce mot.

Quelques Sçavans en ce genre ont
dit que la lettre *m* étoit un *p* qui
ſortoit par le nez, & la lettre *n* un *t*
qui ſortoit par la même voie. Il eſt
certain que cette lettre *n* peut ſe
prononcer très-diſtinctement en obſervant la même poſition de la langue que pour le *t*. Il eſt cependant
plus commode de porter le bout de
la langue derriere les dents inciſives
ſupérieures en les preſſant fortement, & faiſant ſortir la reſpiration

Partie I.   S

par le nez : c'est ce que je fais observer au Sourd & Muet en prononçant
moi-même *na*, & en lui faisant prononcer *na*, *né*, *ni*, *no*, *nu*. Cette
syllabe souffre aussi quelques difficultés par les mêmes raisons que la
précédente.

M. Amman regarde la lettre *r*
comme la plus difficile de toutes,
& ne fait point difficulté de dire, *sola
littera* r *potestati meæ non subjacet.*
Voici de quelle maniere je m'y suis
toujours pris. Lorsque je ne pouvois
pas la faire prononcer à quelques
Sourds & Muets, je mettois de l'eau
dans ma bouche, & je faisois tous
les mouvemens qui sont nécessaires
pour se gargariser. Ensuite je faisois
faire la même chose aux Sourds &
Muets ; & pour l'ordinaire ils di-
soient sur le champ *ra*, *ré*, *ri*, *ro*, *ru*.
Je conseillerois donc volontiers qu'en
cas de besoin on fît la même chose.

Il s'en trouve quelques-uns qui pleurent, lorsqu'on veut leur faire faire cette opération. Pour ceux-là il faut leur faire sentir sur soi-même, ou sur quelque autre personne, le mouvement qui se fait dans le gosier en prononçant cette lettre. Si cela ne réussit pas, il ne faut qu'un peu de patience, parce que ceux-mêmes qui ne peuvent la prononcer, disent ordinairement très-bien la syllabe *pra*, lorsqu'on en est à cet endroit de l'Instruction ; ce qui les conduit à dire la syllabe *ra*, qu'ils ne pouvoient prononcer : car alors il est très-facile de leur faire sentir sur eux-mêmes la différence de ce qui se passe sur leurs lèvres pour la prononciation du *p*, d'avec ce qui se passe dans leur gosier pour la prononciation de la lettre *r*.

Nous n'expliquons point à nos Sourds & Muets les petites différences qui se trouvent dans les positions de la langue en prononçant nos quatre différens *e* : nous leur faisons remarquer seulement l'ouverture plus ou moins grande de la bouche ; &

cela leur suffit à l'instant même. Cependant la moue que l'on fait en prononçant l'*é* muet, ou la diphtongue *eu*, mérite une attention particuliere.

Il n'est pas toujours bien facile de leur faire saisir la différence de cette moue, d'avec celle que nous faisons en prononçant *ou*. La seconde resserre le gosier & la bouche : la premiere dilate l'un & l'autre. En prononçant *eu*, la levre inférieure est tant soit peu plus pendante. Nous faisons observer aux Sourds & Muets qu'en soufflant dans nos mains pendant l'hiver pour nous échauffer, nous disons naturellement *eu*.

J'ai oublié de parler en son lieu de la lettre *h*. J'écris donc *ha*, *hé*, *hi*, *ho*, *hu*, & je pousse autant de soupirs qu'il y a de syllabes : ensuite je fais signe au Sourd & Muet de faire la même chose. L'usage lui apprendra quels sont les mots de notre Langue où cette aspiration ne doit pas se faire, quoiqu'ils commencent par une *h*.

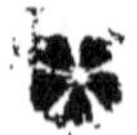

CHAPITRE XI.

Observations néceffaires pour la lecture & la prononciation des Sourds & Muets.

NOUS avons fçu prononcer les différens mots de notre Langue avant que d'apprendre à lire. La premiere de ces deux études s'eft faite de notre part fans nous en appercevoir, & toutes les perfonnes avec qui nous vivions étoient nos Maîtres fans s'en douter. De prétendus Experts dans l'art nous ont introduit dans la feconde de ces fciences. Mais fi nous y avons réuffi, ce n'a point été leur faute. Ils prenoient tous les moyens pour nous en empêcher. En nous faifant épeller un *t*, un *o*, un *i*, un *e*, une *n* & un *t*, ils nous mettoient à cent lieues de *té* ; c'étoit cependant pour nous le faire dire. Peut-on imaginer rien de plus déraisonnable ? Enfin nous avons sçu lire, parce que nous avions plus de facilité que nos Maîtres n'avoient de bon sens.

Il n'en est pas de même pour nos Sourds & Muets. De la prononciation à la lecture, il n'y a pour eux qu'un seul pas. Disons mieux : ils apprennent l'une & l'autre en même temps. Nous avons soin de leur bien inculquer ce principe, que nous ne parlons pas comme nous écrivons. C'est un défaut de notre Langue ; mais nous ne sommes pas maîtres de le corriger. Nous écrivons pour les yeux, & nous parlons pour les oreilles.

Nous mettons donc l'une sur l'autre différentes syllabes dans le même ordre qu'on les voit ici :

tê	lê	mê , &c.
tes	les	mes.
tais	lais	mais.
tois	lois	mois.
toient	loient	moient.

Et nous difons à nos Sourds &
Muets qu'elles fe prononcent toutes de même , en cette maniere,
té , té , té , té , té ..... *lé , lé* , &c.
mé , mé , &c. Enfuite nous faifons
prononcer de cette maniere chacune
de ces fyllabes aux Sourds & Muets.
Ils l'entendent , c'eft-à-dire , qu'ils le
comprennent ; & nous ne voyons pas
qu'ils s'y trompent jamais.

Nous obfervons la même méthode
pour toutes les fyllabes qui fe prononcent les unes comme les autres,
& qui s'écrivent différemment ; &
cela entre fi bien dans leur efprit,
que fous notre dictée, lorfqu'elle fe
fait par le mouvement des levres, ils
écrivent tout autrement qu'ils ne nous
voient prononcer. Par exemple, nous
prononçons *an feu tan deu joué* , &
nos Sourds & Muets écrivent , *en ce
temps de joie* ; nous prononçons *eun
moud* , & ils écrivent *un mois*.

Il ne nous reſte plus que trois opérations à faire avec eux, tant pour la
prononciation, que pour la lecture.
Il s'agit, 1°. des ſyllabes compoſées
de deux conſonnes & d'une voyelle,
comme *pra* dans le mot *pratique* ;
2°. de celles qui finiſſent en *n*, comme
tran dans le mot *tranquille* ; 3°. de
celles qui terminent un mot par une
conſonne ſans un *e* muet qui la ſuive,
comme *tral* dans le mot *magiſtral*.

1°. Les Sourds & Muets n'ayant
eu dans leur premiere Leçon que des
ſyllabes compoſées d'une ſeule conſonne & d'une ſeule voyelle, lorſque
nous leur écrivons dans la ſeconde
(ou dès la fin de la premiere) *pra*,
pré, *pri*, *pro*, *pru*, ne manquent pas
de dire, *peura*, *peuré*, *peuri*, *peuro*,
peuru. Pour corriger ce défaut, nous
leur montrons qu'ils font deux émiſ-
ſions de voix, & que nous n'en faiſons qu'une. Nous leur faiſons mettre
deux

deux doigts de leur main droite fur notre bouche, & deux doigts de leur main gauche fur notre gofier. Enfuite nous prononçons comme eux très-tranquillement *peura, peuré, peuri*, &c. en comptant avec nos doigts, une & deux, à mefure que nous prononçons chacune de ces fyllabes, & nous les avertiffons que ce n'eft point comme cela qu'il faut faire.

Après cela nous leur difons par fignes qu'il faut ferrer & unir ces deux fyllabes que nous avons féparées, & n'en faire qu'une feule. Leurs doigts étant donc toujours fur notre bouche & fur notre gofier, nous prononçons très-précipitamment *pra*, & enfuite de même, *pré, pri, pro, pru*. Nous leur montrons à chaque fois que nous ne faifons qu'une feule émiffion de voix. Ils le fentent : ils effaient de faire la même chofe ; & pour l'ordinaire, en peu de temps ils y réuffiffent.

Partie I.   T

Mais comme je l'ai remarqué ci-
deſſus, il faut bien prendre garde
de les rebuter s'ils n'y réuſſiſſent pas;
tout homme trop vif & ſujet à l'im-
patience, ne ſeroit pas propre à ce
miniſtere

2°. Pour les ſyllabes qui finiſſent
en *n*, comme *tran*, *pan*, *ſan*, nous
diſons aux Sourds & Muets que la
voix doit ſe jetter dans le nez. Alors
nous leur faiſons mettre leurs deux
doigts *index* ſur le côté de chacune
de nos narines, & les preſſer doucement. Enſuite nous prononçons *tra*,
pa, *ſa*, & nous leur faiſons obſerver
qu'ils ne ſentent aucun mouvement
qui ſe faſſe dans nos narines. Après
cela nous diſons *tran*, *pan*, *ſan*, &
nous leur faiſons remarquer le mouvement très-ſenſible qu'ils y éprouvent.
Nous mettons donc à notre tour nos
doigts ſur leurs narines, & nous leur
diſons de faire comme nous avons
fait. Quelques-uns d'entre eux nous

exercent un peu long-temps ; d'autres
le font dès la premiere fois.

3°. Quant aux syllabes qui terminent des mots par une consonne qui
n'est pas suivie d'un *e* muet, comme
tal, *tel*, *til*, dans *natal*, *immortel*,
subtil, nous montrons aux Sourds &
Muets que nous laissons notre langue
dans la position de l'alphabet labial,
qui convient à la prononciation de
la lettre *l*, & qu'ils connoissent très-
bien. Nous n'abaissons point notre
langue pour laisser l'air sortir libre-
ment, & nous fermons notre bouche
avec notre main. Ensuite nous leur
faisons la même chose pour toutes
les syllabes de la même espece : il
n'importe par quelle consonne elles se
terminent. Nous leur fermons la bouche, & nous ne laissons pas sortir l'air.

Nous avons encore à parler d'une
autre espece de syllabes, qui se terminent par deux consonnes, comme

conſ dans *conſtruction*, & *tranſ* dans *tranſpoſer*. Il n'eſt queſtion que d'appliquer à ces ſortes de ſyllabes les trois opérations que nous venons de décrire. En montrant aux Sourds & Muets qu'il faut jetter la voix dans le nez, on leur fait dire *con*, ſelon ce qui a été dit dans le n°. 2. En les faiſant reſſerrer & unir deux conſonnes, on leur fait dire *conſ*, ainſi que nous l'avons expliqué dans le n°. 1. Enfin en leur mettant la main ſur la bouche, & les obligeant de reſter dans la poſition des organes qui convient à la lettre ſ, on les empêche de dire *conſeu*, de la maniere dont nous l'avons dit dans le n°. 3.

C'eſt ici avec les Sourds & Muets le *nec plus ultra* de mon miniſtere pour ce qui regarde la prononciation & la lecture. En quatre leçons je leur ai ouvert la bouche & délié la langue. Je les ai mis en état de pouvoir prononcer plus ou moins diſtinctement toutes fortes de fyllabes. Je puis dire tout simplement qu'ils fçavent lire. Tout eft confommé de ma part. C'eft aux peres & meres, ou aux Maîtres & Maîtreffes chez lefquels ils demeurent, à leur faire acquérir de l'ufage, foit par eux-mêmes, foit en leur donnant le plus fimple Maître à lire, qui foit exact à leur faire une ou deux leçons par jour, après avoir affifté lui-même à nos quatre opérations. Il s'agit de dérouiller de plus en plus leurs organes par un exercice continuel. Il faut auffi les obliger de parler, en ne leur donnant tous leurs befoins qu'après qu'ils les ont demandés. Si on ne fe conduit pas de cette maniere, tant pis pour les Sourds & Muets & pour ceux qui s'y intéreffent. Quant à moi, il ne m'eft pas poffible d'en faire davantage. En voici la raifon.

La leçon qu'on donne à un Sourd & Muet pour le langage, ne fert

qu'à lui seul : il faut nécessairement
ici du personnel. Ayant donc plus de
trente Sourds & Muets à instruire ;
si je donnois à chacun d'eux seulement dix minutes pour l'usage de la
prononciation & de la lecture, cela
me prendroit cinq heures, pendant lesquelles chacun d'eux perdroit
quatre heures & cinquante minutes.
D'ailleurs comment pourrois-je continuer leur instruction dans l'ordre spirituel ? Or c'est le but principal que
je me suis proposé en me chargeant
de cette œuvre.

Quand on voudra conduire plusieurs Sourds & Muets jusqu'à une
prononciation & une lecture totalement distinctes, on leur donnera des
Maîtres qui se consacreront par état
à ce genre d'éducation, & qui les
exerceront tous les jours. Il n'est pas
nécessaire de choisir pour cet emploi
des hommes à talens ; il suffit d'en

trouver qui ayent de la bonne volonté & du zele, & qui pratiquent fidéle-ment ce que nous venons d'expliquer. Pour cette œuvre purement mécha-nique, des gens d'esprit sont plus à craindre qu'à desirer, parce qu'ils s'en lasseroient bientôt. En se rabattant au niveau des Maîtres d'Ecole ordinaires, on en trouvera qui s'y appliqueront assiduement & persévéramment, pour-vu que cette occupation forme pour eux un état dont ils soient certains jusqu'à la fin de leur vie. C'est le seul moyen d'y réussir.

S'il se trouve en Province quelque pere ou mere, Maître ou Maîtresse, qui ait un Sourd & Muet dans sa mai-son, & qui ne soit pas en état de com-prendre ce que je viens de dire, le plus clairement qu'il m'a été possible, sur la maniere d'apprendre aux Sourds & Muets à lire & à prononcer, voici ce que je leur conseille.

Dès l'âge de quatre ou cinq ans, ils mettront souvent devant eux, ou même prendront entre leurs jambes le jeune Sourd & Muet. Ils lui leveront la tête pour l'engager à les regarder, en lui proposant même quelque récompense. Lorsqu'il regardera, ils prononceront fortement (il n'est pas nécessaire de crier pour cela) & tranquillement *pa*, *pé*. Ils ne seront pas long-temps sans obtenir ces deux syllabes. Ils diront ensuite *pa*, *pé*, *pi*; & ils y joindront par degrés *po* & *pu*.

Quand ils auront réussi, ils prendront de même par degrés *ta*, *té*, *ti*, *to*, *tu*, & ensuite *fa*, *fé*, *fi*, *fo*, *fu*, toujours en prononçant fortement & tranquillement, & en faisant marcher les récompenses à proportion du succès. Mais ils auront soin de ne point passer d'une premiere syllabe à une seconde, & de même de la seconde à la troisieme, jusqu'à ce que

la précédente ait été bien prononcée.
Je vois tous les jours de très - petits
Sourds & Muets qui n'apprennent
que de cette maniere.

Les peres & meres, Maîtres ou
Maîtresses, porteront alors notre
Méthode, que je suppose qu'ils auront entre les mains, puisqu'ils auront fait ce que je leur conseille ici;
ils la porteront, dis-je, à quelqu'un
plus habile qu'eux; & en lui en montrant la page 191, ils le prieront de
vouloir bien lire le Chapitre dixieme
de cet Ouvrage, & de leur dire comment ils devront continuer leurs opérations.

J'oubliois un article important, &
qui demande quelque attention de la
part de ceux qui veulent instruire des
Sourds & Muets. Il arrive quelquefois que dans les premieres leçons
qu'on leur donne pour leur apprendre
à parler, ils disposent leurs organes

comme ils nous voient difpofer les nôtres pour prononcer telle ou telle lettre. Cependant lorfque nous leur faifons figne de la proférer à leur tour, ils reftent fans voix, parce qu'ils ne fe donnent aucun mouvement intérieur pour faire fortir l'air hors de leurs poumons. Si on n'eft pas fur fes gardes, cet inconvénient fait aifément perdre patience.

Pour y remédier, je mets la main du Sourd & Muet fur mon gofier, à l'endroit qu'on appelle le nœud de la gorge, & je lui fais fentir la différence palpable qui s'y trouve, lorfque je ne fais que difpofer l'organe pour prononcer une lettre, & lorfque je la prononce en effet. Cette différence eft auffi très-fenfible dans les flancs, au moins dans certaines lettres, comme dans le *q* & le *p*, en les prononçant fortement. Je lui fais auffi éprouver fur le dos de fa main la différence du frappement de l'air lorsque je prononce ou que je ne prononce pas. Enfin mettant son doigt dans ma bouche , sans toucher à ma langue ni à mon palais , je lui fais encore appercevoir cette différence d'une maniere très-sensible.

Je crois avoir rempli la tâche que je m'étois proposée , qui consistoit à donner quelque idée de la maniere dont on peut s'y prendre pour instruire les Sourds & Muets. Des personnes, dont je respecte les lumieres, auroient desiré que j'eusse refondu mes quatre Lettres précédentes dans cet Ouvrage , pour n'en faire qu'un seul. Je n'en ai pas le temps. D'ailleurs il me suffit (pour le bien des Sourds & Muets présens & à venir) que ceux qui viendront après nous , & qui auront des talens supérieurs aux miens, trouvent ici des matériaux pour donner un Ouvrage plus complet. Il m'a paru auſſi que quelques-uns des ſujets que j'ai traités dans ces Lettres, n'é-toient pas de nature à figurer dans une Méthode. Enfin il me ſemble que ce ſeroit une répétition ennuyeuſe pour ceux qui les ont lues dans mon Programme de l'année derniere.

J'ai donc penſé que, par rapport à ceux qui n'en ont point eu de connoiſ-ſance, il étoit plus convenable de faire de ce Programme même une ſeconde Partie. Après avoir vu les principes de notre Méthode contenus dans la premiere, ils auront ſous les yeux dans cette ſeconde, le genre de ſuccès qu'ils ont eu pour un certain nombre de Sourds & Muets.

Puiſſe ce fruit de mon travail être de quelque utilité, juſqu'à ce que d'autres Inſtituteurs aient répandu plus de lumieres ſur cette matiere importante. *En Juillet, 1773.*

Fin de la premiere Partie.

INSTITUTION

DES

SOURDS ET MUETS,

PAR LA VOIE

DES SIGNES MÉTHODIQUES.

SECONDE PARTIE,

Qui contient les PROGRAMMES des Exercices qui ont été faits par les Sourds & Muets en 1771, 72, 73 & 74; & les LETTRES qui y ont rapport.

INSTITUTION
DES
SOURDS ET MUETS.

Nous ne diſſimulerons pas qu'il a fallu du courage pour entreprendre & continuer l'Inſtitution des Sourds & Muets. Un certain nombre d'amis ſçavans & reſpectables ne nous voyoient qu'avec peine entrer dans une carriere, dont ils ne croyoient pas poſſible d'atteindre le terme. Ils auroient voulu, qu'en nous conſacrant au ſervice du Public, nous euſſions choiſi quelque autre œuvre, ſinon plus importante, au moins plus ſuſceptible de ſuccès.

Nos premiers Exercices, en 1771 & 72, & les Lettres qui en ont accompagné les Programmes , ont commencé à faire changer de ton. L'Inſtruction des Sourds & Muets s'y eſt préſentée comme un ouvrage moins difficile qu'on ne ſe l'étoit imaginé juſqu'alors , & dans lequel on pouvoit eſpérer de réuſſir. Il étoit réſervé aux Programmes & aux Lettres de 1773 & 74 d'en fournir une conviction plus entiere.

On nous demandera peut-être pourquoi ces Programmes & ces Lettres ne ſont point entrés dans la premiere Partie de cet Ouvrage , puiſqu'ils ont été la ſuite & l'effet de nos premieres opérations avec les Sourds & Muets. En voici la raiſon : Nous avons penſé qu'en les mettant dans la ſeconde , ils deviendroient comme autant de Pieces juſtificatives

justificatives des principes avancés dans la premiere.

C'est en effet leur destination toute naturelle. La Méthode que nous publions aujourd'hui leur est antérieure. Si nous ne l'eussions pas formée précédemment, il nous auroit été impossible de préparer les Sourds & Muets aux Exercices publics dont il s'agit dans ces Programmes & dans ces Lettres. Nous ne faisons donc ici que rétablir l'ordre en présentant la cause avant les effets qu'elle a produits, & qui s'étoient montrés au grand jour, sans y manifester le principe dont ils dérivoient.

On trouvera nécessairement dans ces Lettres quelqu s répétitions de ce qu'on aura lu dans la Méthode. Mais nous nous sommes fait un devoir de les donner ici telles qu'elles

Partie II. A

ont paru chacune dans leur temps.
Nous efpérons qu'elles feront encore
auffi - bien reçues qu'elles l'ont été,
lorfqu'elles ont paru pour la premiere fois.

On trouvera dans la quatrieme
Lettre de quelle maniere nous
donnons aux Sourds & Muets les
premieres notions de la Logique,
Part. II, page 75 : *Et qu'on ne
s'imagine pas,* &c.

LETTRE PREMIERE

De M. l'Abbé ***, Instituteur des
Sourds & Muets,

*A M. l'Abbé ***, son intime ami,*
en 1771.

Vous êtes étonné, Monsieur &
très-cher ami, de ce que j'enseigne
quatre Langues à des filles Sourdes
& Muettes. N'est-ce pas assez, dites-
vous, d'entreprendre & de réussir à
leur en montrer une seule ? Pourquoi deux ? Mais quatre ! C'est mar-
teler à pure perte la tête de ces
pauvres enfans.

Vous n'êtes pas le seul, mon cher
ami, qui pensiez de cette maniere :
plusieurs autres personnes respectables & d'un vrai mérite, m'ont fait
cette même objection. Je vais donc
vous rendre compte des motifs qui

m'ont déterminé à suivre cette conduite , & vous expofer, en premier lieu , quel eft l'avantage &
même la néceffité de deux Langues
différentes.

Apprendre à des Sourds & Muets
de quelle maniere ils doivent difpofer leurs organes , pour rendre
des fons & former des paroles
diftinctes , eft une opération qui
n'eft certainement ni longue , ni
pénible.

Trois ou quatre leçons avancent
beaucoup cet ouvrage , fi elles ne
le confomment pas (en fuivant la
Méthode de M. Bonnet , Efpagnol,
imprimée il y a cent cinquante ans).
Il ne s'agit plus que de leur faire
acquérir de l'ufage ; & cela ne me
regarde point; c'eft l'affaire des perfonnes qui demeurent avec eux , ou
d'un Maître ordinaire qui montre à
lire à des enfans.

Mais ces parlans de nouvelle fabrique, cherchent toujours à s'expliquer en bref ; semblables à un petit enfant qui ne sçait aucune Langue, & qui ne fait encore que balbutier. Une ou deux paroles prononcées plus ou moins distinctement, & accompagnées de signes souvent très-équivoques, paroissent à leurs yeux des phrases entieres, & que nous devons entendre. S'il arrive que nous ne devinions pas ce que ce langage, qui n'a ni regle ni ordre, signifie dans leur intention, ils croient que c'est notre faute, & quelquefois ils s'en fâchent. Notre façon de nous exprimer de vive voix, ou par écrit, ou même par des signes artistement combinés, les impatiente ; & ils ne le dissimulent pas.

Il faut cependant les déshabituer de leur langage arbitraire, & les amener non seulement à entendre, mais à compofer eux-mêmes des phrafes ; fans quoi nous ne ferons jamais certains de la folidité de leur inftruction.

Or j'ai penfé que j'y réuffirois, en leur faifant apprendre une feconde Langue, dont les mots feroient arrangés dans un ordre diffé-rent de ceux de la nôtre, & en les obligeant de traduire de cette Lan-gue en François. C'eft ce qui m'a déterminé à leur enfeigner le Latin. D'ailleurs il s'agiffoit de faire entrer dans leur efprit des regles de conf-truction du difcours. Or celles de la Langue Latine font plus précifes, en plus petit nombre, & plus faciles à retenir. La diftinction des cas & le régime des verbes & des prépofitions s'y annoncent d'une maniere bien plus fenfible, &c. &c.

Je fuppofe, Monfieur, que cette raifon vous réconcilie avec le Latin

des Sourdes & Muettes. Ne pour-
rons-nous pas obtenir la même grace
pour l'Italien & l'Espagnol ? Ces
deux Langues, dites - vous, peuvent-
elles être néceffaires à des Sourdes
& Muettes Françoifes ? Ma réponfe
doit vous contenter , mon cher
ami : Non, rien de moins néceffaire.
Pourquoi donc , ajouterez - vous ,
pourquoi les leur faire apprendre ?

Pourquoi ? C'eft parce que je fuis
mortel. Cette raifon vous étonne :
un moment de patience , & votre
furprife ne fera pas de longue durée.

Une partie très - confidérable de
ma carriere eft déjà fournie , puifque
je touche prefque à foixante ans.
Dites - moi donc , s'il vous plaît,
Monfieur, qui eft - ce qui inftruira
des Sourds après moi ? Cet ouvrage
eft pénible par l'affiduité qu'il demande ; il engage à des dépenfes ,
& il ne rapporte rien : trois pierres

d'achoppement pour bien des personnes, qui seroient d'ailleurs en état
de s'y appliquer.

Je me suis donc imaginé qu'en faisant faire à mes Eleves un Exercice
public en quatre Langues, Exercice
où chacun auroit la liberté de les
interroger dans celles des quatre
Langues qu'il voudroit, sur la matiere proposée (qu'on ne leur a point
fait apprendre par demandes & par
réponses) , il en résulteroit évidemment que les Sourds & Muets sont
susceptibles d'instruction comme les
autres enfans. En conséquence, je
me suis flatté qu'il se trouveroit peut-
être quelque Puissance qui voudroit
en former une Maison dans ses Etats.
Dès-lors il y auroit quelqu'un après
moi (il n'importe en quel pays) qui
continueroit cette œuvre ; & tôt
ou tard d'autres Puissances en recon-
noîtroient l'avantage. Est-ce illusion

ou erreur de ma part ? Je vous en fais juge.

Vous me demanderez sans doute , mon cher ami, comment on s'y prendroit ailleurs pour l'établissement de cette Instruction. Rien de plus facile & de moins dispendieux. Il ne faudroit que m'envoyer quelqu'un d'intelligent, avec une Méthode & un Dictionnaire de son pays. Je puis assurer qu'à l'aide de mes signes méthodiques, également applicables à toute Langue , nous nous entendrions dès le premier jour , de quelque Langue & de quelque Nation qu'il pût être ; & qu'en six mois au plus je renverrois chez lui ce nouveau Maître des Sourds & Muets en état de conduire parfaitement sa maison.

Telle est , Monsieur, l'unique récompense que je me propose en ce monde , & je déclare très - expressément que je n'en accepterois aucune autre, de quelque part qu'elle me fût offerte : (*Gratis accepiſtis, gratis date.* Matth. X, 8).

Il eſt bien à deſirer, mon cher ami, qu'on ſe défaſſe de ce préjugé preſque univerſel, que l'inſtruction des Sourds & Muets eſt une opération très - difficile. Entretenir le Public dans cette penſée, ce ſeroit de ma part un vrai charlataniſme. L'œuvre eſt extraordinaire, j'en conviens ; mais elle n'eſt pas difficile. En venant chez moi pour aſſiſter à nos Leçons, chacun s'attend à y voir quelque heureuſe invention, qui ſoit un effort de l'art, pour faciliter le langage, & développer l'intelligence de mes diſciples ; mais on ne trouve qu'une méthode très - ſimple, qui ſe ſaiſit à l'inſtant, & dont on conçoit tout d'un coup la liaiſon infaillible avec le ſuccès.

J'ose en prendre à témoin les Princes du Sang, Ducs , & autres Seigneurs de la Cour, Ambaſſadeurs des Cours Etrangeres , Magiſtrats , Eccléſiaſtiques , & autres perſonnes de toute condition , qui ont honoré de leur préſence quelques - unes de nos Leçons.

La patience , accompagnée d'une grande douceur , eſt le principal talent qui ſoit néceſſaire au Maître ; en y joignant de l'ordre dans ſes idées & un peu d'imagination , il n'en faut pas davantage. Les Dames s'écrient quelquefois qu'il y a du ſortilege : on en rit , & le grimoire n'en paroît pas plus obſcur.

Le nombre des Sourds & Muets eſt beaucoup plus grand qu'on ne penſe. Je me ſuis chargé de l'inſtruction d'une trentaine ; & on prétend qu'il peut y en avoir deux cens dans Paris. Donc, toute proportion gardée, il doit y en avòir environ trois mille dans le Royaume. Je préfume qu'il en eft de même des autres pays. Ne feroit-ce pas un grand bien de venir au fecours d'une portion fi confidérable de l'humanité , qui fe trouve prefque réduite à la condition des bêtes , lorfque perfonne ne les inftruit ?

Voilà , Monfieur & très-cher ami, en peu de mots , les raifons de ma conduite , mes defirs & mes efpérances.

Vous fçavez avec quels fentimens je fuis pour la vie , V. T. H.

LETTRE II

De l'Inſtituteur des Sourds & Muets,
A M. l'Abbé * * *, *en 1772.*

L'œuvre à laquelle vous vous intéreſſez , Monſieur & très - cher ami , n'a trouvé juſqu'à préſent aucun contradicteur dans le grand nombre des perſonnes qui ont cru devoir aſſiſter à quelques-unes de nos Leçons avant que d'en porter un jugement définitif. La ſimplicité de notre méthode & l'étendue de l'application qu'on en peut faire , ont convaincu toute perſonne intelligente, que l'inſtruction des Sourds & Muets n'étoit pas une opération auſſi difficile qu'on ſe l'imagine ordinairement.

Mais il eſt aiſé de critiquer ce qu'on ignore, & de déclarer même impoſſible ce qu'on n'a pas vu juſqu'à préſent,

& qu'on se persuade à soi - même qu'on ne pourroit pas faire. C'est la conduite que tiennent des Théologiens en très - petit nombre (désavoués en cela par leurs confreres) & quelques Philosophes, qui s'en sont même expliqués dans leurs ouvrages. S'ils cherchoient la lumiere, ils devroient sans doute proposer leurs difficultés à celui même qui, de deux choses l'une, ou doit être en état de les résoudre, ou n'auroit d'autre parti à prendre que celui d'abandonner une œuvre qu'il auroit témérairement entreprise, n'ayant pas trouvé les moyens d'y réussir.

Il faut donc, Monsieur & cher ami, répondre aux difficultés des uns & des autres, quoiqu'elles ne parviennent pas directement jusqu'à nous. Ce sont d'abord quelques Théologiens, d'ailleurs respectables, qui prononcent d'un ton grave & décisif,

que la foi venant de ce qu'on a entendu, felon ces paroles de l'Apôtre,
fides ex auditu, il eft impoffible d'en
faire entrer les vérités faintes dans
l'efprit & le cœur de pauvres enfans,
dont les oreilles ont été fermées dès
leur naiffance.

Suppofons donc un Infidele renfermé par des ordres fupérieurs, &
totalement féqueftré du commerce
avec le refte des hommes, mais auquel on pourroit faire tenir quelques
écrits par un moyen femblable à celui dont il eft parlé dans les Commen-
taires de Jules Céfar (une lettre atta-
chée à une fleche). Ces Meffieurs fe
croiront-ils hors d'état de l'inftruire
par ce moyen, & prononceront-ils
en dernier reffort, que même, avec
le fecours de la grace, il ne pourra,
fans miracle, entendre & goûter les
motifs de crédibilité de notre Religion, & captiver enfuite fon enten-

dement fous le joug des vérités faintes
qu'elle enfeigne ? En leur attribuant
une telle penfée, je croirois désho-
norer leurs lumieres. Cependant il
faut le dire, ou renoncer à l'inter-
prétation qu'ils donnent aux paroles
de S. Paul.

Nous fçavons, Monfieur, & c'eft
ce que l'Apôtre a voulu nous enfeigner, que l'efprit de l'homme, tel
pénétrant qu'il puiffe être, ne par-
viendra jamais à découvrir par lui-
même les vérités & les myfteres de
notre Religion. Il faut néceffairement qu'on les lui annonce, afin
qu'il fe convertiffe des ténebres à
la lumiere ; mais il importe peu
que ce foit de vive voix ou par écrit
que fe confomme ce grand ouvrage
de la miféricorde divine.

Ecoutons un célebre Docteur, que
nous regardons tous comme un pro-
fond Théologien & un des plus habiles

Commentateurs des divines Ecritures
(c'est d'Estius dont je parle). Voici
comme il s'exprime sur ce texte de
S. Paul : « La lecture des vérités saintes
» de notre Religion , qui se fait par
» le secours des yeux , est comprise
» dans ces paroles de l'Apôtre , *ex au-*
» *ditu :* car s'il est vrai que le plus
» grand nombre de ceux qui se sont
» convertis à la foi , n'en ont appris
» les vérités saintes que par le canal
» des Ministres qui les leur ont prê-
» chées , on ne peut pas disconvenir
» non plus qu'il n'y en ait eu beau-
» coup auxquels ces vérités saintes
» ont été transmises par la lecture.
» Les saints Evangiles ont été écrits ,
» afin qu'en les lisant on crût les
» vérités saintes qu'ils renferment :
» *Ces choses ont été écrites ,* dit l'A-
» pôtre saint Jean dans son Evangile
» (Chap. XX, v. 3 1), *afin que vous*
» *croyiez que Jesus est le Fils de Dieu.*

» *& qu'en croyant, vous ayiez la vie en*
» *son nom* ».

Nous ne diffimulerons point que Eftius ajoute fur le champ, qu'à l'égard des Sourds de naiffance, faint Auguftin a penfé que leur fituation même formoit un obftacle invincible à la réception de la foi, *quod vitium ipfam impedit fidem*. Mais la raifon qu'il en donne, bien-loin de nous être contraire, fe tourne en preuve de la vérité que nous foutenons ; c'eft, dit-il, parce que le Sourd de naiffance ne pouvant apprendre à connoître les lettres, il lui eft impof-fible de recevoir la foi par le moyen de la lecture : *Nam furdus natus litte-ras, quibus lectis fidem concipiat, difcere non poteft.*

Eftius ne fçavoit pas, & faint Au-guftin lui-même n'avoit pas conjec-turé qu'on pût apprendre en moins de deux heures les vingt-quatre lettres

de l'alphabet à un Sourd & Muet
intelligent, & fur le champ même lui
en faire faire ufage , pour difcerner
les noms des chofes principales qui
nous environnent de plus près , &
ne point confondre ces noms les uns
avec les autres.

Ils imaginoient encore moins qu'on
pût facilement apprendre à des Sourds
& Muets de naiffance à décliner & à
conjuguer ; leur faire obferver les cas,
les nombres & les genres des noms ;
diftinguer entre ceux-ci les fubftantifs
d'avec les adjectifs ; connoître l'ufage
des pronoms & de quelques parti-
cules qui en tienent lieu ; fçavoir ce
que c'eft qu'un verbe, la différence
de l'actif & du paffif, leurs perfonnes,
leurs temps & leurs modes ; enfin à
quoi fervent les adverbes, les prépofitions & les conjonctions.

Ils ne fe figuroient point non plus
qu'on pût employer avec les Sourds

& Muets trois sortes de langages :
1°. celui des signes méthodiques
artistement combinées ; 2°. celui de
l'Ecriture ; 3°. le langage même de
vive voix, en leur apprenant à distinguer par le mouvement de la langue, des levres, des joues, &c. les
paroles qu'on leur adresse.

Ce dernier paroîtra peut-être incroyable à plusieurs personnes ; mais
il est certain que de temps en temps
nous dictons nos leçons de vive voix
& sans faire aucun signe. L'opération
est tant soit peu plus longue, & c'est
ce qui nous empêche d'en faire un
usage ordinaire ; en quoi je conviens
tout simplement que nous pouvons
avoir tort.

Si le saint Docteur & le Commen-
tateur des divines Ecritures eussent
connu ces différens secrets, ils auroient assuré, par une suite nécessaire
de leurs propres principes, que les

Sourds & Muets pouvant lire comme les autres hommes, ils peuvent concevoir la foi par la lecture ; qu'un Miniſtre de la parole de Dieu peut auſſi leur être envoyé pour la leur annoncer par écrit, & les conduire juſqu'à la foi des vérités de notre Religion ; ils n'auroient pas manqué d'ajouter que c'eſt en cette maniere que peuvent s'accomplir en eux ces paroles de l'Apôtre, *fides ex auditu ;* & que ces hommes, conduits juſqu'à cet heureux terme par un effet de la grace & de la miſéricorde de Dieu, peuvent s'écrier comme les autres dans de ſaints tranſports de reconnoiſſance & de joie : *Qu'ils ſont beaux les pieds de ceux qui annoncent l'Evangile, de ceux qui annoncent les vrais biens !*

N'en eſt-ce point aſſez, mon cher ami, pour convaincre des Théologiens, qui ne jugeoient, comme

Eſtius, que de ce qu'ils ne ſçavoient pas, mais dont ils auroient pu s'inſtruire en nous honorant d'une ſeule viſite ? Peut-être (& ils n'auroient pas été les premiers de leur eſpece à qui cela ſeroit arrivé) que leur propres larmes euſſent été une preuve ſenſible de leur conviction.

Les Philoſophes nous donneront plus d'ouvrage.

Quelques-uns de ces Meſſieurs, fortement prévenus de ce principe (que nous ne diſcuterons point ici, parce qu'il eſt étranger à la matiere que nous traitons), qu'il n'eſt rien dans notre eſprit qui n'y ſoit entré par nos ſens, regardent l'inſtruction des Sourds & Muets comme impoſſible , parce qu'ils ſont dénués du ſecours de l'entendement extérieur.

N'avons-nous donc qu'un ſeul ſens? ou le défaut de l'un ne peut-il être suppléé par le ministere d'un autre ?

Commençons par un axiome que nous avons appris avec les premiers élémens de Logique, *ab actu ad posse valet consecutio :* on ne peut regarder comme impossible ce qui est réellement exécuté. Or nous avons dans Paris, & on le montrera à ces Messieurs autant de fois qu'ils voudront, un Sourd & Muet de naissance (M. Saboureux de Fontenai), à l'instruction duquel je n'ai point contribué (*), qui soutient par écrit des disputes en regle, non seulement sur les différens objets des conversations ordinaires, mais même sur des scien-

____

(*) C'est aux talens de M. Perreire, que M. de Fontenai est redevable de l'instruction de la Langue Françoise. Une autre personne s'est chargée de lui apprendre sa Religion ; ensuite il s'est appris lui - même plusieurs Langues par le secours des Méthodes & des Dictionnaires.

ces dont le commun des hommes n'eſt pas inſtruit.

Je l'ai éprouvé moi-même pluſieurs fois, parce que nous n'avons pas toujours été d'accord ſur différens articles ; mais je l'ai vû plus ſouvent aux priſes avec d'autres perſonnes, & notamment avec un Monſieur qui s'entretenoit avec lui (par écrit) ſur la génération des plantes. La converſation les conduiſit juſqu'à la production des champignons ; ce qui occaſionna entre ces deux Meſſieurs une diſpute d'une demi-heure , qui devint très-active de part & d'autre. M. de Fontenai travaille maintenant à un ouvrage qu'il eſpere donner au Public.

Je défie qu'on puiſſe objeĉter rien de ſolide contre cette démonſtration de fait. Mais entrons dans le fond même de la matiere. C'eſt par les oreilles que nous avons été inſtruits ;

&

& les sons articulés ont servi de véhi-
cule aux connoissances qu'on a fait
entrer dans nos esprits. Or les idées
n'ont pas plus de liaison naturelle
avec des sons articulés qu'avec des
caracteres tracés par écrit. Ces deux
moyens sont incapables par eux-
mêmes de nous en fournir aucune.
Il faut nécessairement qu'un genre
d'expressions primitives & communes
à tout le genre humain leur donne
de l'activité.

En vain répéteroit-on cent & cent
fois à un enfant les noms de *porte*,
de *fenêtre*, & de *cheminée* ; il n'atta-
cheroit aucune idée à ces expressions, & ne sçauroit jamais ce dont
on parleroit, si on ne regardoit pas
en même temps ces objets, ou si
quelque signe n'y fixoit son attention.

Le signe des yeux ou de la main
est donc le premier langage, qui lui

fait comprendre ce que ces fons articulés fignifient dans l'intention de ceux qui les prononcent ; & toutes les fois qu'on lui répétera dans la fuite ces mêmes mots, ils ne feront que rappeller à fon efprit ce qu'ils n'étoient pas capables d'y faire entrer en premiere inftance.

Il en eft de même par rapport à l'inftruction des Sourds & Muets. Ce feroit en vain que nous préfenterions à leurs yeux, fur des cartes différentes, les trois noms que nous avons donnés pour exemple, fi le figne des yeux ou de la main ne leur annonçoit ce que nous prétendons défigner par ces différens caracteres : mais ayant fixé leurs yeux fur ces objets, & leur ayant fait confidérer à diverfes reprifes les différens caracteres que nous avons tracés par écrit; toutes les fois qu'ils verront ces mêmes caracteres arrangés de la même maniere, ils rappelleront à leur esprit ce dont nous voulons les entretenir. Ces caracteres deviendront donc entre eux & nous un moyen de communication réciproque de nos idées, plus embarraffant par la longueur de l'opération, mais auffi certain que le peuvent être les fons articulés entre des perfonnes qui entendent.

On nous demandera peut-être comment il eft poffible de faire entrer dans l'efprit des Sourds & Muets cette multitude de connoiffances qu'une converfation toute des plus ordinaires fuppofe néceffairement. Comment ? Elles font entrées dans nos efprits par nos oreilles ; mais chacun des termes qui concourt à les exprimer, a été précédé dans fon principe par quelque figne extérieur, qui en fixoit le fens. Elles entreront également dans l'efprit des Sourds &

Muets par leurs yeux, parce que chacun des termes qu'on trace par écrit
pour les exprimer, a été précédé
dans son principe par quelque figne
extérieur, qui leur en apprenoit la
fignification.

Tous les mots d'une Langue font-
ils donc fufceptibles d'être exprimés
par des fignes ? Oui, fans doute; &
fi cela n'étoit pas, leur fignification
ne feroit jamais entrée dans nos efprits par nos oreilles. Il a fallu dans
l'origine, qu'on nous apprît la convention faite entre les hommes de
tel ou tel pays, de fe fervir de tel ou
tel mot, pour exprimer telle ou telle
chofe qu'on nous indiquoit. Ces mots
étoient abfolument incapables de
nous fournir aucune idée, puifqu'ils
n'avoient de liaifon naturelle avec
aucune.

Le langage des fignes eft plus
expreffif que tout autre, parce qu'il

eſt naturel, & que les autres ne le ſont pas. En le réduiſant en art méthodique, il ſeroit capable de former entre tous les hommes un langage univerſel. Auſſi nos ſignes ſont-ils abſolument les mêmes dans les différentes Langues dans leſquelles nous inſtruiſons nos Sourds & Muets.

C'eſt ce langage qui nous ſert continuellement avec eux. A l'aide des ſignes méthodiques, ils écrivent indiſtinctement tout ce que nous voulons (une lettre qu'on tire de ſa poche, ou quelqu'autre choſe ſemblable) avec la légereté d'un Secretaire, pourvu néanmoins qu'il ne s'y agiſſe pas de quelque art ou de quelque ſcience dont ils n'aient pas d'idée.

En veut-on un témoin non ſuſpect? M. Perreire en a fait l'épreuve. Nous ayant fait l'honneur d'aſſiſter à une de nos leçons, & s'étant placé vis-à-vis de moi (la table entre nous deux) ayant à fa gauche une Sourde & Muette ; cette jeune perfonne, fur mes fignes, lui a rendu par écrit les cinq ou fix premieres lignes d'une lettre qu'il m'avoit donnée pour effai; après quoi , ce Monfieur nous a arrêtés en me difant : *En voilà affez. Monfieur ; je ne l'aurois jamais cru : vous avez donc autant de fignes, que les Chinois ont de caracteres.* La différence qu'il y a entre nos fignes & les caracteres Chinois, c'eft que ceux-ci n'ont pas de liaifon naturelle avec les chofes qu'ils doivent fignifier ; nos fignes, au contraire, font toujours pris dans la nature, ou en la faififfant à la volée , quand elle fe préfente d'elle - même , ou en y ramenant par le fecours de l'analyfe, lorfqu'elle ne s'offre pas en premiere inftance.

Nous donnerons volontiers une efpece de *Profpectus* général de la maniere dont nous procédons dans cette inſtruction.

Nous fixons d'abord les ſignes des trois perſonnes du ſingulier & de celles du pluriel, parce que c'eſt ce qu'il y a de plus facile ; delà nous paſſons aux temps & aux modes , & nous donnons à chacun d'eux des ſignes que les connoiſſeurs trouvent ſimples & naturels, & par conſéquent très-faciles à retenir. Ces ſignes généraux ſont également applicables à tous les verbes. Il ne s'agit donc plus que de la ſignification de chaque verbe en particulier.

Lorſque l'idée qu'il rappelle préſente d'elle - même à notre eſprit un ſigne qui puiſſe tout d'un coup ſe faire entendre , nous nous en ſervons ; & tout eſt dit pour ce même verbe dans toutes les parties qu'il renferme. Ainſi, par exemple , *élever* , *abaiſſer* , *pouſſer* , *preſſer* , *tirer* , *man-*

ger, *boire*, *dormir*, &c. &c. font des
termes qui fe font entendre fur le
champ, parce que les idées qu'ils expriment, fe rendent à l'inftant même
par les fignes qui leur font propres.
La perfonne, le nombre, le temps
& le mode où on doit les mettre,
font indiqués par les fignes généraux qui s'appliquent également à
tous les verbes ; & des enfans qui
fçavent leurs conjugaifons, n'y trouvent point de difficulté.

Mais lorfque l'idée qu'un verbe
rappelle, ne préfente à notre efprit
aucun figne qui lui foit propre, &
qui puiffe fur le champ la rendre
fenfible, nous recourons à l'analyfe ;
& par fon moyen, nous rentrons dans
l'ordre des fignes naturels.

Ainfi, par exemple, le mot *croire*,
dans le fens dans lequel les Théologiens l'emploient, & que les Fideles
l'entendent, en difant, *je crois*, rap-

pelle

pelle à notre esprit une idée qui ne peut s'exprimer par un seul signe qui en rende toute la force. Alors donc nous écrivons ce mot sur la table, & nous tirons quatre lignes qui partent de son centre : nous exprimons sur la premiere, la connoissance de l'esprit ; sur la seconde, l'adhésion du cœur ; sur la troisieme, la profession extérieure de vive voix ; & sur la quatrieme, la privation de vue claire & évidente. Nous recueillons ensuite ces quatre lignes, & nous les portons sur le mot *croire*, pour montrer qu'il renferme ces quatre choses. Dès-lors nous voilà rentrés dans l'ordre des signes naturels. Le *oui* de l'esprit, *oui* du cœur, *oui* de bouche, & le *non* des yeux (qui s'exécutent en un clin d'œil) se joignant aux signes qui font généraux pour tous les verbes, nous avons tout ce qui nous est nécessaire

Partie II. D

pour rendre celui-ci dans toutes fes parties.

Mais comme ce même mot a fouvent d'autres fignifications bien différentes, nous recourons alors à d'autres analyfes, qui fixent le fens dans lequel il eft employé.

D'après cette peinture des verbes, on concevra facilement que nous avons d'autres fignes généraux pour exprimer les autres parties qui entrent dans le difcours ; c'eft-à-dire, les noms, foit fubftantifs, foit adjectifs, &c. & que, pour la fignification particuliere de chaque terme, les fignes naturels, ou rendus naturels par l'analyfe, nous fournissent tout ce qui eft néceffaire.

C'eft ainfi, Monfieur, que les connoiffances doivent entrer par les yeux dans l'efprit de nos Sourds & Muets, comme elles font entrées dans les nôtres par les oreilles ; & fi tout ce que je viens de dire n'en montre pas à nos Philosophes au moins la possibilité, jusqu'à ce qu'ils viennent eux-mêmes en voir l'exécution ; il seroit inutile d'en alléguer d'autres preuves : je parlerois à des Sourds, qui le seroient d'autant plus, qu'ils ne voudroient pas entendre.

On nous fait encore de temps en temps d'autres objections, qui ne seront pas difficiles à résoudre. Ne vaudroit-il pas mieux, disent quelques personnes, instruire successivement les Sourds & Muets sur toutes les vérités de notre Religion, & d'une maniere plus succinte, que de s'arrêter si long - temps sur un seul objet, tel que celui de la Confirmation, & d'y faire entrer jusqu'aux différens sentimens des Théologiens sur le Ministre, la matiere & la forme de ce Sacrement ?

Je réponds : 1°. Que nos inftructions fur cet article n'interrompent
point nos Leçons ordinaires des Mardis & Vendredis , pour tous nos
Sourds & Muets réunis enfemble.
Elles ne font donc qu'un furcroît
d'ouvrage pour nous , & pour ceux
d'entre les Sourds & Muets que nous
préparons à un exercice public , &
qui ont le temps & la facilité de s'y
appliquer. Ces Leçons ne fe font pas
les mêmes jours que les autres , &
par conféquent ne dérangent point
l'opération générale. 2°. Il eft impoffible d'inftruire à fond fur un objet
de notre foi , fans répandre par cela
feul une certaine lumiere fur plufieurs autres , & en rendre l'intelligence plus facile. 3°. Il s'agit de
montrer à des perfonnes qui s'obfti-
nent à penfer le contraire , que les
Sourds & Muets font vraiment capables d'une inftruction très-étendue.

Or un simple Catéchisme ne le prou-
veroit pas, & paroîtroit à la plupart
de ces Messieurs, indigne de leur
attention. Nous regardons cet article
comme très-essentiel, parce que les
Puissances ne se détermineront à former des Maisons d'éducation pour les
Sourds & Muets, qu'autant qu'il ne
restera aucun doute sur l'utilité de
ces établissemens.

Enfin, disent quelques autres personnes, pourquoi s'en tenir à la Religion, & ne pas donner aux Sourds
& Muets une multitude de connoissances naturelles, dont ils auront besoin dans les Maisons dont ils feront
partie? Je crois qu'on n'y pense pas,
en formant cette objection. Est-il
possible d'instruire sur la Religion,
sans que tous les mots qui expriment
les connoissances naturelles, s'y rencontrent? Peut-on, par exemple,
expliquer (comme nous le faisons)

toute l'Histoire de l'Ancien Testament dans un grand détail, sans que les choses les plus ordinaires & les plus naturelles fassent partie de cette explication, comme elles le feroient de l'Histoire de France, ou de quelque autre pays? Au reste, si quelqu'un nous faisoit à nous - mêmes cette objection, nous le prierions de vouloir bien nous dire son âge: aussi - tôt une Sourde & Muette de naissance lui feroit le calcul des mois, des semaines, des jours, des heures & des minutes, qui se font écoulés depuis sa naissance ; elle y ajouteroit, en cas de besoin, les secondes ; &, après avoir posé le total, elle en exprimeroit la valeur en toute écriture. Je suppose qu'on en concluroit évidemment qu'elle est en état de faire les comptes de dépenses d'une Maison ordinaire.

Quant aux menues choses qui font

partie de cette dépense, on voudra bien qu'à cet égard (que nous ne négligeons pas néanmoins lorsque l'occasion s'en présente), nous nous en rapportions aux personnes avec qui ces enfans demeurent, & à la curiosité naturelle des Sourds & Muets, qui ne manquent pas de s'en informer.

Concluons, mon cher ami. J'exprime vos desirs en annonçant les miens. Puisse ne pas périr avec moi une œuvre dont la Religion & la Société peuvent tirer de grands avantages ! C'est l'objet de tous mes vœux. *Fiat, fiat.*

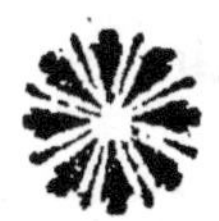

LETTRE III

De l'Inſtituteur des Sourds & Muets,
*à M. l'Abbé de * * *, en 1773.*

Nous ſommes enfin, Monſieur & cher ami, dans une poſition un peu plus avantageuſe. Les préjugés anciens & preſque univerſels ſur l'éducation des Sourds & Muets commencent à ſe diſſiper. On en croit à ſes propres yeux ; c'eſt toujours beaucoup ; & nous ne devions pas en eſpérer davantage.

Pluſieurs Académiciens , & des Sçavans de différens pays , n'ont pas dédaigné d'honorer de leur préſence quelques-unes de nos Leçons , dont le récit leur avoit paru fabuleux , & le ſuccès impoſſible : chacun de ces Meſſieurs, après avoir examiné toutes nos opérations avec des yeux criti-

ques, ainfi qu'il leur convenoit, &
comme nous le fouhaitions nous-
mêmes, s'eft retiré en difant : *Je ne
l'aurois jamais cru fur le détail qu'on
m'en avoit fait, il falloit que je le viffe
moi-même pour m'en convaincre.*

Quelques-uns même ont ajouté,
qu'ayant faifi notre méthode en moins
d'une heure de converfation, ils en
feroient actuellement autant que nous
fi cela étoit néceffaire; & je conviens
très-volontiers qu'ils ont raifon de le
dire. Je penfe même qu'avec une
imagination plus vive, & un efprit
vraiment fyftématique, ils y réuffi-
roient mieux, pourvu néanmoins
qu'ils fiffent provifion d'une dofe de
patience, qui ne fe concilie pas toujours avec la vivacité de l'imagination.

Ne cherchant point à nous faire
valoir mal à propos, & n'ayant rien
à gagner ni à perdre dans l'idée vraie
ou fauffe que chacun fe forme de nos

opérations, expofons tout fimplement de quelle maniere les chofes fe font paffées. C'eft à la néceffité feule, & non à de profondes réflexions, que nous fommes redevables de la combinaifon de notre méthode. Nous n'en avions ni formé, ni même entrevu l'enfemble dans le temps de nos premieres Leçons. Voguant alors à l'aventure, & fans rames & fans voiles, nous avancions très-peu en faifant beaucoup de chemin.

Le befoin nous a rendu induftrieux; & comme il fe faifoit fentir à chaque pas, il excitoit fans ceffe l'imagination, non feulement à faifir les fignes les plus naturels que nous préfentoient les chofes même qu'il falloit faire entendre, mais encore à trouver, avec le fecours de l'analyfe, plufieurs fignes pareillement naturels, dont les uns s'enchâffaffent dans les autres en un feul inftant, pour rendre toute la valeur d'un mot qui, renfermant des idées compliquées, ne pouvoit s'exprimer par un seul figne. C'étoit en quoi confiftoit la difficulté, comme auffi lorfqu'il falloit défigner clairement la différence réelle qui fe trouve entre des efpeces de fynonimes, tels que *fçavoir*, *concevoir*, *comprendre*.

Or, c'eft la réunion de ces différens fignes, toujours analogues à la Nature en premiere ou feconde inftance, & découverts l'un après l'autre, en confultant cette même Nature, à proportion que le befoin l'exigeoit, qui a formé notre méthode complette, fans avoir exigé d'autre travail de notre part, que l'application de quelques momens à chaque opération particuliere. Avec des fignes purement arbitraires, nous n'aurions jamais pu nous faire entendre; d'ailleurs, nos Sourds & Muets ne les auroient pas retenus, & nous nous y ferions trompés nous - mêmes à chaque inftant. Il n'en eft pas de même de la Nature, on ne l'oublie point, & il eft impoffible de s'y méprendre.

Il ne s'agit donc plus de fe deman-der à foi - même fi, pour parvenir à me faire entendre, il a dû m'en coûter peu ou beaucoup de travail : on fe tromperoit certainement dans l'exa-men de cette queftion vraiment fuper-flue : c'eft à l'effentiel qu'il en faut venir.

Puifque la route eft maintenant frayée , fuppofons un homme qui réuniffe la patience & l'efprit métho-dique avec un peu d'imagination, & qu'on veuille le charger de l'inftruc-tion d'un certain nombre de Sourds & Muets ; fon travail n'aura plus rien de difficile. En nous faifant l'hon-neur d'affifter à quelques-unes de nos Leçons, il fe mettra tout d'un coup

au fait ; & dégagé des petites en-
traves de la premiere invention, il
avancera plus en six mois, que nous
n'avons fait dans nos cinq ou six premieres années.

*Il faut convenir que ce seroit un très-
grand bien pour chaque individu*, me
disoit il y a quelque temps un homme
d'esprit, qui venoit d'être témoin de
nos opérations : *mais quel avantage
le Public en retireroit-il ?*

Cette question ne m'eût pas étonné, s'il se fût agi des Aveugles de naiss-
sance. L'éducation qu'on leur donne,
& toutes les nécessités de la vie qu'on
leur fournit, publieront à jamais la
piété & la gloire de ceux qui ont
jetté des yeux de compassion sur ces
individus. Ils ont cru rendre service
à la Patrie, en prenant soin de ceux
de ses membres qui ne pouvoient
eux-mêmes pourvoir à leur subsis-
tance ; mais en les retirant du sein

de la misere, ils n'ont pu les mettre en état de contribuer par leurs talens au bien général de la République.

Il n'en est pas de même des Sourds & Muets de naissance. En leur donnant de l'éducation, ils seront en état de conduire leurs terres, leurs domaines & leurs biens, s'ils en possedent par la suite (nous en instruisons qui sont dans le cas), de contenir leurs vassaux dans le devoir, & de s'informer de leurs besoins pour les soulager. Ils pourront contracter des alliances convenables, présider à l'éducation de leurs enfans, & veiller à la conduite de leurs domestiques. Seront-ils donc inutiles dans la société ?

La porte des Sciences leur sera ouverte comme à nous. Je crains de nommer ; je me contenterai donc d'indiquer suffisamment un Académicien, qui étant venu chez moi, il y a quelques semaines, avec Madame la Maréchale de B..., Mesdames les Duchesses d'Anv...., & d'Est...., & Madame la Marquise de Beauf...., n'a point fait difficulté de me dire, en présence de ces Dames & de plusieurs autres personnes, qu'il n'étoit aucun genre de science dans lequel on ne pût introduire les Sourds & Muets qui prennent nos Leçons. Seront-ils alors des néants pour la Patrie dont ils sont membres? Et les réponses de nos Sourds & Muets aux questions qu'on leur propose dans les Exercices publics, n'annoncent-elles pas qu'ils ont déjà mis un pied sur le seuil de la Théologie même?

Dirai-je qu'ils pourront copier exactement tout ce qu'on leur présentera, puisqu'ils écrivent bien, & que d'ailleurs ils sont moins distraits que d'autres? Foible talent; cependant il ne feroit pas inutile. Je vais donc plus loin : ils pourront devenir Traducteurs des plus excellens Ouvrages qui ont été compofés en Langues qui nous font étrangeres. M. Saboureux de Fontenai, fourd & muet de naiffance, dont j'ai parlé dans ma feconde Lettre (page 27), traduit maintenant pour des Anglois quelques Ouvrages qu'ils lui ont mis entre les mains. Ce que peut faire un Sourd & Muet de naiffance, un autre Sourd & Muet, doué du même génie, peut également le faire. Ces *individus* ne feront-ils bons que pour eux-mêmes?

Il n'eft point d'Art libéral que les Sourds & Muets ne puiffent exercer avec diftinction. Un très-habile Architecte, bien connu de M. le Premier-Préfident Molé , & gendre de feu M. Chevotet , de l'Académie Royale d'Architecture , m'a dit lui-même, qu'étant entré dans l'attelier

d'un

d'un Sculpteur, où il y avoit plufieurs Ouvriers, il n'avoit pu faire
comprendre fa penfée qu'à un feul
d'entr'eux. Or c'étoit un Sourd &
Muet de naiffance, qui venoit prendre mes Leçons. Il en eft parmi eux
qui s'appliquent à la Peinture, d'autres à la Gravure, & qui y réuffiffent
plus ou moins. Ne pourront-ils contribuer à l'agrément & à la fatisfac-
tion du Public ?

Enfin on trouvera, dans Paris &
ailleurs, des Sourds & Muets dans
tous les Arts méchaniques, & ce
font fouvent de très-bons Ouvriers.
Les filles fourdes & muettes que
j'inftruis, réuffiffent très-bien dans
tous les ouvrages qu'on leur confie.
Les Sourds & Muets, de l'un & de
l'autre fexe, font très-bien les com-
miffions ; ils n'oublient rien de ce
dont on les charge. Regarderons-nous
du haut de notre fcience toutes ces

personnes comme des êtres qui ne servent qu'à faire nombre & à consommer les denrées ?

Ce n'est point ainsi qu'en a jugé un Ministre de Monsieur l'Electeur Palatin, qui étant venu voir mes Leçons, avant que de partir pour la Sicile, m'a promis qu'aussi-tôt qu'il seroit de retour dans le Palatinat, il feroit tout son possible pour engager son Souverain à m'envoyer quelque sujet que je puisse dresser pour l'instruction des Sourds & Muets de ses Etats.

Ceux qui naissent parmi nous destitués de la faculté de parler & d'entendre, ne sont-ils donc pas assez à plaindre ? Pourquoi aggraver leur malheur, en se distrayant en quelque sorte volontairement sur la multitude des services qu'ils peuvent rendre, si on se donne la peine de les instruire ?

Le commerce par écrit entre eux
& nous, est aussi facile qu'avec toute
autre personne. Je conviens qu'il est
incommode de tenir toujours la plume ou le crayon. Les signes combinés offrent un moyen beaucoup
plus court que l'écriture, & aussi
intelligible que la parole même; mais
il faut en avoir la clef tant pour leur
parler que pour les entendre d'une
maniere suivie. Venons donc au point
décisif. En les instruisant, ils parleront
comme nous, & il ne s'en faudra
guere qu'ils n'entendent de même.

Qu'un Sourd & Muet de naissance
me réponde à la Messe à haute &
intelligible voix ; c'est un fait public
auquel rendent témoignage tous ceux
qui se sont trouvés présens au saint
Sacrifice, & dont on pourra se convaincre soi-même en assistant à quelques-uns de nos Exercices publics,
ou bien à nos Leçons particulieres.

E 2

C'eſt bien certainement une preuve
que les Sourds & Muets de naiſſance
peuvent parler comme nous , lorſqu'on les inſtruit. Ce jeune homme
ſe place dans une ſituation où il peut
me voir. Lorſque je finis de parler,
il commence ; & ſçachant par mémoire toutes ſes réponſes , il les fait
chacune dans leur ordre. Quatre de
Noſſeigneurs les Evêques , & pluſieurs Curés & autres Prêtres l'ont
entendu , parce qu'il répond indiſtinctement à quiconque vient à nos
Leçons & commence l'*Introibo*.

C'eſt ce même jeune homme, diſons
mieux , cet enfant de douze ans &
demi , qui ſoutiendra de vive voix
une petite diſpute philoſophique à la
fin de notre Exercice.

Mais pour ce qui s'agit d'entendre,
j'ai déjà dit dans ma ſeconde Lettre ,
que quand il me plaiſoit , je dictois
mes Leçons de vive voix , ſans faire

aucun signe. Cent & cent personnes
l'ont vû, & on pourra le voir autant
de fois qu'on le voudra. Je parle ayant
les mains croisées derriere le dos ;
les personnes qui sont à côté de moi,
ne m'entendent pas ; car, en leur
présence, je ne donne exprès aucun
son ; cependant mes Sourds & Muets,
qui sont plus éloignés, vis-à-vis de
moi, m'entendent par les yeux, &
ils écrivent ce que je dis, ou le répetent de vive voix, si l'on veut.

Il faut remarquer néanmoins que
ces enfans ne demeurent pas chez
moi, qu'ils n'y viennent qu'aux jours
& aux heures marqués pour prendre
leurs leçons. D'ailleurs je ne fais pas
souvent cette expérience avec eux,
parce que la voie des signes méthodiques est plus courte & plus commode pour nous entendre réciproquement.

Que seroit-ce donc, si on donnoit

à plusieurs Sourds & Muets , des Maîtres qui , vivant avec eux , & n'ayant point d'autres affaires , confacreroient tout leur temps & tous leurs foins à cette éducation importante ; qui leur parleroient & les feroient parler tous les jours ? De tels Eleves contracteroient néceffairement une habitude de parler & d'entendre , qui acquerroit fans ceffe de nouveaux degrés.

Le commerce de la converfation même ne feroit plus interdit avec eux, que dans le moment auquel les ténebres viendroient en interrompre le cours ; ce qui feroit un très - petit inconvénient : d'ailleurs on pourroit facilement y remédier à l'inftant même ; & dès-lors une multitude de ces *individus*, qui font au milieu de nous comme s'ils étoient morts à notre égard, reprendroient le mouvement, l'action & la vie comme nous-mêmes.

C'eſt le jugement qu'en a porté un des plus reſpectables Curés de Paris. Après avoir aſſiſté à une Leçon, il me dit en ſortant : *Je vous plaignois, Monſieur l'Abbé ; je ne vous plains plus maintenant, vous rendez à la Religion & à la Société, des perſonnes qui étoient étrangeres à l'une & à l'autre.*

Mais ce qui me pénetre de la plus vive douleur, c'eſt de ne rendre à ma Religion & à ma Patrie qu'une trentaine de perſonnes, quoique je n'ignore pas qu'il peut y avoir dans le Royaume environ trois mille de ces eſpeces d'automates. Ils ne ſont tels, que parce qu'on ne cultive pas en eux le tréſor précieux qu'ils poſſedent d'une ame créée à l'image de Dieu, mais renfermée dans une obſcure priſon, dont on n'ouvre ni la porte, ni les fenêtres, pour lui laiſſer prendre l'eſſor, & ſe dégager de la matiere qui l'appeſantit.

Pourquoi ne se trouvera-t-il pas des Maîtres qui viennent à leurs secours, étant aidés eux-mêmes (si leurs besoins l'exigent), dans l'ordre physique, & trouvant d'après nos opérations, un plan tout dreffé dans l'ordre spirituel & moral pour l'éducation de leurs Eleves ?

Je ne regarde point non plus avec un œil indifférent les Sourds & Muets des Nations qui nous environnent : c'eft uniquement pour eux que je me fuis appris à moi-même, avec le fecours des Méthodes & des Dictionnaires, les Langues Italienne, Efpagnole, Allemande & Angloife, autant qu'il m'étoit néceffaire pour compofer mes Traités dans ces quatre Langues, comme en Latin & en François. Je fuis même difpofé à apprendre toute autre Langue dans laquelle il faudroit inftruire un Sourd & Muet, qui me feroit amené par l'ordre de la Providence.

Puiffent

Puiſſent ces différentes Nations ouvrir les yeux ſur l'avantage qu'elles
retireroient de l'établiſſement d'une
Ecole pour l'inſtruction des Sourds &
Muets de leurs pays ! Je leur ai offert,
& je leur offre encore mes ſervices ;
mais toujours à condition qu'elles
n'oublieront pas que je n'en attends
(& que je n'en recevrois) aucune ré-
compenſe, de quelque nature qu'elle
puiſſe être.

Vous êtes toujours, Monſieur &
cher ami, le dépoſitaire de mes penſées
& de mes deſirs. Quarante-cinq ans de
connoiſſance & d'union intime, ont
tellement collé nos cœurs par la glue
d'un amour réciproque, qu'il n'eſt rien
de plus doux & de plus conſolant pour
moi, que de m'entretenir avec vous.

Agréez, s'il vous plaît, tous les
ſentimens avec leſquels vous ſçavez
de longue main que je ſuis, pour la
vie, V. T. H. S.

Partie II.						E

LETTRE IV.

De l'Instituteur des Sourds & Muets,
*A M. l'Abbé * * *, son intime ami,*
en 1774.

VOUS vous souvenez sans doute, Monsieur & cher ami, que dans ma premiere Lettre, en 1771, je me suis engagé vis-à-vis des Nations voisines, à mettre dans l'espace de six mois un de leurs compatriotes vraiment en état de réussir dans l'instruction des Sourds & Muets.

Je puis maintenant assurer que pour acquérir cette espece de talent, il ne seroit pas nécessaire d'être si long-temps absent de sa patrie : un séjour de trois mois dans Paris seroit suffisant pour quiconque n'y auroit point d'autre affaire.

Je n'ignore pas que dans le Public il est encore un certain nombre de

personnes , qui se font honneur de
ne pas croire ce qu'on leur dit de
nos opérations , & qui tournent en
ridicule ceux qui ajoutent qu'il n'y a
rien de plus simple. Ne cherchons
point à troubler ces Messieurs dans
leur possession ; mais ne dissimulons
pas non plus que nous avons aussi la
nôtre : *Bona nec sua quisque recuset.*

Il n'est presque aucune de nos Leçons où il ne vienne quelque incre-
dule de cette espece. Mais d'après
ce qu'on voit , on sort d'avec nous
pleinement convaincu , non seulement que les Sourds & Muets nous
entendent , mais qu'il est impossible
qu'ils ne nous entendent pas. La
science des signes méthodiques, dont
l'usage continuel est la base de nos
instructions , ne paroît plus un laby-
rinthe ; c'est une espece d'amusement
capable d'attirer l'attention de tout
homme qui pense , & dont les regles

F 2

ne font difficiles ni à comprendre, ni à retenir.

Difons donc aujourd'hui, à quiconque voudra l'entendre, que dans l'efpace de deux mois ou environ, & en ne prenant par femaine que quatre leçons d'une heure & demie chacune, M. Dom Francifco de Angulo, qui demeure à l'Hôtel de Son Excellence Monfeigneur le Comte d'Aranda, Ambaffadeur extraordinaire du Roi d'Efpagne, s'eft acquis l'ufage d'écrire fur le champ tout ce qu'il me plaît de lui dicter par des fignes méthodiques. Deux François, qu'il eft inutile de nommer, & qui affiftent aux mêmes Leçons, font auffi la même chofe. Ces Meffieurs écrivent ordinairement en François; mais de temps en temps, pour le feul plaifir de diverfifier, l'un écrit en Efpagnol, l'autre en Italien, & le troifieme en François, fous une feule & même dictée.

Je conviens, Monsieur, qu'il n'est pas difficile à un Maître de réussir, lorsqu'il rencontre des Disciples aussi intelligens que ces Messieurs. Aussi ne m'en faut-il point d'autres ; & toute Nation qui prendra quelque pitié de ses concitoyens privés de l'usage de l'ouïe & de la parole, ne choisira sans doute, pour les faire instruire, que des hommes de cette trempe.

Mais parce que trois personnes d'esprit qui ont la faculté de parler & d'entendre, auront saisi promptement une méthode, s'ensuit-il que des Eleves, sourds comme certains aspics, & muets comme des carpes, en concevront aisément les principes & s'en approprieront facilement l'usage ?

Qu'on y fasse attention ; il ne s'agit point ici des Sourds & Muets : il est uniquement question de la facilité avec laquelle on peut former des

Maîtres pour les inſtruire. Ce ſera enſuite l'affaire de ces Maîtres d'employer, pour y réuſſir, les mêmes moyens dont ils auront vu à chaque inſtant le ſuccès, en aſſiſtant à nos Leçons.

Ce n'eſt pas notre faute s'il eſt des hommes, qui ſe faiſant admirer par le brillant de leur converſation, n'ont pas l'eſprit aſſez juſte pour comprendre qu'on entend par les yeux comme par les oreilles; parce que ce ſont deux portes également ouvertes à la communication des idées, l'une par le moyen des ſons, & l'autre par l'entremiſe de ſignes naturels & de caracteres tracés par écrit.

Plaiſe à Dieu que ces gens de routine, qui ne connoiſſent qu'une porte, un chemin & un eſcalier pour arriver à l'eſprit des autres, ne faſſent jamais naufrage chez les Iroquois ou quelque autre peuple barbare !

Devenus à l'inftant fourds & muets,
puifqu'ils ne pourroient ni entendre
ce qu'on leur diroit, ni fe faire entendre eux-mêmes, au milieu d'un
peuple pareillement fourd & muet à
leur égard, qui ne pourroit ni leur
parler intelligiblement, ni les entendre : comment s'y prendroient-
ils, eux qui ne connoiffent d'autre
canal de communication de nos idées
que la langue & les oreilles ? Ils feroient certainement à plaindre.

Mais que dis-je ? La néceffité rend
éloquent. Bientôt ils trouveroient
des fignes naturels pour exprimer
leurs befoins, & toucher de compaffion les habitans du pays au ri-
vage duquel ils feroient abordés.
Pourquoi donc ne veulent-ils pas
qu'auffi fenfibles au malheur d'au-
trui qu'ils le feroient eux-mêmes
à leur propre infortune, nous ayions
trouvé un langage de fignes pour

nous faire entendre des Sourds & Muets?

Nos hommes débarqués apprendroient par expérience que ce langage est plus expressif en lui-même que celui de la parole ; puisqu'ils ne pourroient se faire entendre de leurs hôtes, quand même ils sçauroient le Grec aussi - bien que Démosthene, ou le Latin comme Cicéron ; & qu'au contraire, deux ou trois gestes annonceroient tout d'un coup leurs besoins & leurs desirs.

Nous apportons tous avec nous-mêmes en venant au monde les premiers principes de ce langage ; & l'histoire de tous les siecles ne nous fournit l'exemple d'aucun homme, qui soit mort de faim, de soif, ou de froid, faute d'avoir trouvé des signes pour exprimer ses besoins & sa misere.

Les François & les Latins, les Italiens & les Espagnols, les Allemands & les Anglois, ont chacun leur Langue : mais s'ils ne connoissent chacun que celle qui leur est propre, & que vous les transportiez hors de leur pays, la Langue des signes devient la seule dont ils puissent se servir ; & elle a cet avantage incomparable, au dessus de toutes les autres, qu'elle se fait également entendre dans tout pays & par toute nation.

Une Langue qui jouit incontestablement de ce double privilege, d'être naturelle à tous les hommes, & plus expressive en elle-même que toutes les autres, seroit-elle donc la seule qu'il fût impossible de perfectionner en l'assujettissant à des regles ? On le croit, parce que n'en ayant pas eu besoin pour soi-même, & ne s'étant pas trouvé (comme nous) dans la nécessité d'en faire usage pour les autres, on ne s'eſt point aviſé de faire cette recherche, quoiqu'elle fût très-intéreſſante pour une partie conſidérable de l'humanité.

Cependant cette Langue a, comme toutes les autres, des déclinaiſons & des conjugaiſons qui lui ſont propres ; déclinaiſons qui ont leurs cas, leurs nombres & leurs genres ; conjugaiſons qui ont leurs perſonnes, leurs nombres, leurs temps (ſans exception d'aucun), & leurs modes. Elle a ſes articles, ſes noms ſubſtantifs & adjectifs, ſes pronoms de toute eſpéce, ſes adverbes, ſes prépoſitions & ſes conjonctions. Elle a donc toutes les parties générales qui peuvent entrer dans le diſcours.

Quant à toutes les idées particulieres que les autres Langues expriment par des ſons paſſagers, & qu'elles fixent ſous les yeux (chacune en leur maniere) par les caracteres d'écriture

qu'elles adoptent, celle-ci les repréfente par des geftes plus expreffifs
que la parole, & rend ces mêmes
idées perféverammient fenfibles à nos
yeux, en fe fervant du genre d'écriture qui eft en ufage dans le pays où
elle fe trouve. Que lui manque-t-il
donc pour devenir une Langue parfaite, & pouvoir fervir d'interprete
à toutes nos penfées ?

Qu'on en dife ce qu'on voudra : il
eft dans le monde un peuple qui la
parle, au vu & au fçu d'un très-grand
nombre de témoins ; & ce peuple eft
compofé des Sourds & Muets que
nous inftruifons, de leurs voifins, de
leurs amis, de leurs parens, & des
Maîtres ou Maîtreffes dans les mai-
fons defquels ils demeurent ; & nous
ne craignons pas d'affurer qu'elle deviendra bientôt très-familiere à quiconque ne dédaignera pas de l'apprendre.

Elle n'entre point par les oreilles ; mais, qu'importe ? l'écriture n'y entre point non plus. En est-elle moins propre à rendre sensibles toutes nos pensées, & à présenter un fonds iné-puisable de connoissances & d'ins-tructions, qui passent dans nos esprits par l'organe de nos yeux ? Est-il un seul Sçavant dans le monde qui ne soit plus redevable de sa science à ses livres & à ses propres réflexions, qu'aux leçons de vive voix qui lui ont été données par ses Maîtres ? L'assemblage de ses connoissances, qui le distinguent des autres hommes, n'est point entré par ses oreilles. Les yeux en ont transmis une partie considérable, & le reste s'est formé dans le fond même où il ré-side.

Je conviens qu'il a fallu sçavoir le François, ou le Latin, ou, &c. pour être en état de comprendre les livres

qui font écrits dans ces Langues :
mais comme il n'eſt point d'homme
intelligent qui ne puiſſe apprendre
différentes Langues , ſans que ſes
oreilles lui ſoient d'aucune reſſource ,
nos Sourds & Muets apprennent pareillement le François , ou le Latin ,
ou , &c. ſans en avoir jamais entendu prononcer un ſeul mot,

Et ſi l'on nous dit que les Méthodes
Françoiſes donnent , à ceux qui entendent , la clef des Langues étran-
gères ; je réponds que la Langue
naturelle & primordiale , la Langue
de tous les Pays & de toutes les Nations , en un mot , la Langue des
ſignes , aſſujettie à des regles fixes
& invariables , ſert aux Sourds &
Muets d'introduction à toute Langue
qu'on veut leur apprendre , & leur
ouvre le même champ qu'à nous
pour acquérir toutes ſortes de connoiſſances. Il importe peu par quelle

Langue, on commence : elles s'apprennent toutes de la même maniere,
& leur mere commune converse avec
tous ses enfans, qui l'entendent tous,
quoiqu'ils ne s'entendent pas réciproquement l'un l'autre.

Il est aisé de comprendre qu'en me
montrant moi-même avec le bout de
mon doigt sur ma poitrine, ce qui en
François s'exprime par *je*, & faisant
aussi-tôt deux signes, dont l'un exprime l'action de manger, & l'autre annonce que cette action est présente,
un Sourd & Muet François écrira,
je mange ; un Latin, *edo* ; un Italien,
mangio ; un Espagnol, *como* ; un Allemand, *ich esse* ; un Anglois, *i eat* ; un
Grec, εσθιω ; & ainsi des autres, sans
que j'aie eu l'intention de dicter spécia-
lement aucun de ces mots, mais seulement d'exprimer par mon geste,
l'action de manger, & de faire entendre que cette action est présente.

Si au contraire je joignois au signe
qui exprime l'action de manger, le
signe qui annonce l'imparfait ; l'un
écriroit, *je mangeois*, l'autre *edebam* ;
& ainsi du reste. Il en est de même
des autres personnes d'un verbe, de
ses nombres, de ses temps & de ses
modes. Ils se représentent tous avec
la même facilité.

Et qu'on ne s'imagine pas que
cette facilité ne puisse avoir lieu qu'à
l'égard des objets extérieurs soumis
à nos sens. Les idées qui en sont indépendantes se peignent aussi par nos
signes méthodiques, & demeurent
ensuite sous les yeux par le moyen
de l'écriture. Voici la marche :

Je regarde avec attention les différentes cases de ma bibliotheque, les
figures & les globes qui sont placés
au dessus de la tablette supérieure ;
& j'y fixe pareillement l'attention de
mes Sourds & Muets. Ensuite fer-

mant les yeux, & ne voyant plus extérieurement aucun de ces objets, j'en retrace cependant la hauteur & la largeur, les différentes figures & leurs positions, comme si je les voyois encore. Je fais observer, plusieurs fois de suite, que ce ne sont plus les yeux de mon corps qui les apperçoivent ; mais que je les vois d'une autre maniere, comme s'il y avoit deux ouvertures au milieu de mon front par lesquelles ces objets vinssent encore se peindre dans ma tête, mes yeux étant fermés. Voilà ce que j'appelle, *voir par les yeux de l'esprit ;* & il n'est aucun Sourd & Muet qui n'en fasse sur champ l'épreuve au dedans de lui-même : bientôt ils se plaisent à la multiplier & à la diversifier.

C'est dans Paris, & chez moi, que je donne mes Leçons ; mais je me transporte en esprit à Versailles, où

les

les trois plus anciennes de nos Sourdes & Muettes ont passé huit jours
de suite. Elles y sont aussi-tôt que
moi, & se rappellent toujours avec
un nouveau plaisir le séjour qu'elles
y ont fait. Je monte en esprit au
château, & je retrace, autant que je
le puis, le grand escalier, & les premiers appartemens. Aussi - tôt les
Sourdes & Muettes continuent le
tableau; mais sur - tout celui de la
gallerie, qui les a tellement saisies
d'admiration, qu'elles ont changé de
couleur en y entrant.

Nous descendons ensuite en esprit
dans le parc. Elles vont de bosquet en
bosquet, & n'oublient pas les effets
des eaux, dont elles ont été étrange-
ment surprises. Le canal les conduit à
la ménagerie, où la vue des animaux
les a beaucoup amusé. Il n'en est aucun des plus remarquables dont elles
ne se plaisent à peindre la figure.

Partie II.   G

Je leur fais obferver que ce ne font plus les yeux de leur corps qui voient ces différens objets. Leur corps n'a point changé de place. Il eft vis-à-vis de la table fur laquelle nous écrivons; c'eft aux yeux de leur efprit qu'ils font préfens, comme fi elles les voyoient encore ; & je leur dis que la peinture intérieure qui fait l'objet de leur amu-fement, eft ce que nous appellons *idée*, ou *repréfentation d'un objet dans l'efprit.* « Vous avez maintenant dans

» l'efprit, leur dis-je encore, l'idée

» du château de Verfailles, l'idée des

» appartemens du Roi, l'idée des

» bofquets & des jets d'eau du parc,

» l'idée de la ménagerie & des ani-

» maux que vous y avez vûs. Toutes

» ces chofes font matérielles & fen-

» fibles : vous les avez vues de vos

» yeux : vous pouviez les toucher de

» vos mains : elles ont chacune les

» figures & les couleurs qui leur font

» propres ; mais ce qui vous les
» repréſente maintenant au dedans
» de vous - mêmes, eſt ce que nous
» appellons votre *imagination*.

» Vous avez vu qu'il vous a fallu
» deux heures & demie pour vous
» tranſporter de Paris à Verſailles,
» & pluſieurs jours de ſuite pour
» vous amener de Lyon à Paris.
» Votre corps ne peut pas aller plus
» vîte. Cependant, auſſi-tôt qu'il vous
» plaît, votre eſprit ſe promene dans
» les jardins de Verſailles ou ſur les
» bords du Rhône, pendant que ce
» même corps eſt aſſis ſur un ſiege,
» ou qu'il marche dans les rues de
» Paris. Voilà ce qui s'appelle *penſer*.
» Vous penſez aux beautés de Ver-
» ſailles, vous penſez au fleuve qui
» coule dans la ville de Lyon.

» Vous dites en vous - mêmes que
» le parc de Verſailles eſt beau. Voilà
» ce que nous appellons *un jugement*.

» Il renferme deux idées ; vous avez
» l'idée du parc, & l'idée de beauté :
» vous les unissez ensemble par un
» *oui* intérieur ; c'est ce que nous
» appellons un *jugement affirmatif*.
» Au contraire ; vous dites en vous-
» mêmes que le boulevard de la
» porte S. Martin n'est pas beau :
» voilà encore deux idées ; l'idée de
» boulevard, & l'idée de beauté :
» mais vous les séparez par un *non*
» intérieur ; c'est ce que nous appel-
» lons un *jugement négatif*. Et lors-
» que vous écrivez sur la table ce que
» vous avez pensé en vous-mêmes ;
» c'est alors ce que nous appellons
» une *proposition affirmative*, ou une
» *proposition négative*.

» Je vous demande si vous voulez
» retourner à Versailles, où il m'a
» paru que vous vous plaisiez beau-
» coup, & y demeurer toujours.
» Vous me répondez que vous le

» voulez bien, pourvu que j'y aille
» aussi moi-même & que j'y reste. Je
» vous demande pourquoi vous y
» mettez cette condition ; & vous
» me répondez que c'est parce qu'il
» n'y a personne à Versailles qui ins-
» truise les Sourds & Muets. Voilà
» ce que nous appellons un *raisonne-*
» *ment.* Il renferme plusieurs idées,
» que vous comparez les unes avec
» les autres de cette maniere : Ver-
» sailles est un beau lieu : j'aime Ver-
» sailles ; je voudrois y demeurer ;
» mais je ne trouverois point d'ins-
» truction de Sourds & Muets à Ver-
» sailles : j'aime mieux mon instruc-
» tion que les beautés de Versailles ;
» je ne veux donc point y demeurer,
» si celui qui nous instruit n'y vient
» point aussi & n'y demeure pas ».

Continuons notre marche :

« La pensée & l'amour, disons-
» nous aux Sourds & Muets, ne font

» pas la même chose. Vous pensez
» quelquefois à des choses que vous
» n'aimez pas , & qu'au contraire
» vous haïssez. Vous pensez à la pa-
» resse, à la désobéissance, à la gour-
» mandise que vous appercevez dans
» quelque jeune personne , & vous
» n'aimez aucune de ces trois choses :
» ce qui pense au dedans de nous-
» mêmes s'appelle *notre esprit* ; ce
» qui aime , s'appelle *notre cœur* ;
» & la réunion de l'un & de l'autre
» s'appelle *notre ame.*

» L'idée d'une ame qui pense &
» qui raisonne, se présente à notre
» esprit sans aucune forme ni aucune
» couleur. Nous appellons cette idée
» une *simple perception.*

» Vous avez donc un corps &
» une ame : un corps qui mange ,
» qui boit , qui dort , qui marche,
» & qui se repose ; & une ame qui
» pense, qui juge , qui raisonne , qui

» aime & qui hait. Votre ame ne
» peut ni manger, ni boire, ni dor-
» mir, ni marcher, & ensuite se re-
» poser. Votre corps ne peut ni pen-
» ser, ni juger, ni raisonner, ni ai-
» mer, ni haïr ».

D'après ces premieres opérations,
qui sont vraiment simples, & que les
Sourds & Muets saisissent avec autant d'empressement que de facilité,
les personnes intelligentes ne de-
manderont plus par quelle voie nous
pouvons parvenir aux idées indépendantes des sens. Dès que la distinction
de l'ame d'avec le corps est clairement établie, après avoir eu quelque
peine à digérer la grande ressemblance qu'il y a entre notre corps
& celui des bêtes, entre leurs opérations corporelles & les nôtres, l'ame
des Sourds & Muets, duement aver-
tie de sa supériorité & de sa noblesse,
ne demande plus qu'à nous suivre par-

tout où nous voudrons la conduire;
Elle vole dans le Ciel, revient sur la
terre, & descend dans les abymes
avec autant de facilité que la nôtre.
Il ne s'agit plus que de leur parler
clairement, en suivant la méthode
des Géometres, c'est-à-dire, en paf-
fant d'une vérité clairement connue
à une autre qui ne l'étoit pas encore,
mais qui en est une suite nécessaire.

Ils voient de leurs yeux qu'une
maison ne se bâtit pas toute seule, &
qu'une montre ne se fait point elle-
même. Ils admirent cette petite machine, & disent, sans qu'on le leur
suggere, qu'il a fallu beaucoup d'efprit pour l'inventer. Mais lorsque
nous leur montrons, sur une sphere
artificielle, les mouvemens pério-
diques de la terre & des planetes
autour du soleil, & qu'ils en
voient ensuite l'exécution en petit
dans la sçavante horloge de M. Paffe-
mant;

mant; c'est alors que leur ame s'étend
& s'éleve avec des sentimens de joie
& d'admiration·que toutes nos expreſſions ne peuvent rendre. Bientôt
leur ſurpriſe tient de l'extaſe, lorſque
montant juſqu'aux étoiles fixes, nous
leur annonçons quelle eſt leur diſ-
tance de la terre & leur éloignement
les unes des autres.

C'eſt alors qu'ils conçoivent qu'une
machine auſſi prodigieuſement im-
menſe, & qui renferme tant de beautés plus raviſſantes les unes que les
autres, eſt néceſſairement l'ouvrage
d'un eſprit infini & d'une puiſſance
qui n'a point de bornes. Ils voient &
comprennent l'uſage que les artiſans
font de leurs outils pour la fabrication
de leurs ouvrages ; mais il n'eſt pas
néceſſaire de leur dire qu'il a été impoſſible d'en employer aucun pour la
fabrication de l'univers.

Si nous leur écrivons que celui qui

<table><tr><td>Partie II.</td><td>H</td></tr></table>

a fait toutes ces choſes, n'a ni corps, ni figure, ni couleur, & qu'il ne peut tomber ſous nos ſens, à peine daignent-ils fixer leurs yeux ſur cette propoſi-tion; parce que leur bon ſens leur dicte qu'il eſt impoſſible de conce-voir en lui des yeux, des oreilles, des pieds & des mains. C'eſt ce que nous appellons être *un pur eſprit*, dont les opérations ne peuvent être empêchées ou retardées, comme les nôtres le ſont par la peſanteur de nos corps.

Il eſt temps alors de leur annoncer que celui dont les ouvrages les tranſ-portent d'étonnement, eſt le Dieu devant lequel nous, nous proſter-nons; que c'eſt un eſprit éternel, indépendant, immuable, infini, qui eſt préſent par-tout, qui voit tout, qui peut tout, qui a créé toutes choſes, & qui les gouverne toutes.

Il ne s'agit point ici de courir à grands pas : avancer de l'épaiſſeur

d'un ongle sans avoir été compris
jusque dans le dernier point qui a
précédé immédiatement , c'est tout
perdre. Mais si les démarches sont
lentes, on est bien dédommagé de
sa patience par les nuances successives
de respect envers Dieu , dont on
apperçoit le progrès dans le cœur de
ces jeunes personnes, & qui est ordinairement proportionné aux connoissances qu'elles acquièrent.

Donnons seulement un échantillon de la manière de procéder
avec elles dans l'explication de ces
propriétés divines.

« Vous n'avez point toujours été
» dans ce monde, disons-nous aux
» Sourds & Muets, vous n'existiez
» pas il y a trente ans. Vous êtes
» venus au monde comme tous les
» enfans dont vous apprenez tous
» les jours la naissance. Votre père
» étoit avant vous ; votre grand-

» pere étoit plus ancien ; votre bi-
» faïeul & votre trifaïeul l'étoient
» encore davantage : chacun d'eux à
» fon tour a eu fon commencement.
» C'eft Dieu qui les a formés dans le
» fein de leurs meres, & alors ils ont
» commencé d'exifter. Il en a été de
» même de tous les autres hommes,
» qui font nés & qui font morts de-
» puis le commencement du monde.
» Mais celui qui forme tous les autres,
» n'a pu être formé par aucun autre
» qui fût plus ancien que lui. Il n'a
» donc point eu de commencement.

» Ce n'eft pas tout : vos peres &
» grands-peres, bifaïeuls & trifaïeuls
» font morts : vous mourrez auffi
» quand il plaira à Dieu. Ils ont eu
» une fin dans ce monde ; vous en
» aurez pareillement une lorfque
» vous mourrez. On a mis leurs
» corps dans la terre, lorfque leur
» ame s'en eft féparée ; on y mettra
» auffi le vôtre. Mais Dieu ne mourra

» point : il n'aura jamais de fin : il a
» toujours été, & il fera toujours.
» Voilà ce que signifie ce mot, *éter-*
» *nel* ».

L'indépendance & les autres per-
fections de Dieu s'expliquent de la
même maniere : *à magis noto ad minùs
notum.* Il ne s'agit point de faire des
démonstrations philosophiques ou
théologiques : il est uniquement question de se faire entendre ; & on y
réussit par cette simplicité.

Jusqu'alors si l'on écrivoit sur la
table le nom de Dieu, les Sourds &
Muets levoient la main & montroient
le Ciel ; mais c'étoit pour eux un signe
vuide de sens. Ils en conviennent,
& ne cessent de le répéter. Il faut du
moins sçavoir que l'on a une ame, &
que le rideau qui la cache elle-même
à elle-même, soit tiré, avant qu'elle
puisse découvrir le sceau de la Divi-
nité, qui est naturellement empreint

en elle d'une maniere ineffaçable.
Maintenant ils comprennent que la
louange, l'adoration, l'action de graces lui sont dues. Ce que nous faisons
dans nos Temples, n'est plus à leurs
yeux un simple spectacle, tel qu'ils
se le figuroient. Ils comprennent que
nous y demandons ; & ils y demandent avec nous tout ce qui nous est
nécessaire, aux uns & aux autres, tant
pour l'ame que pour le corps

Il faut ensuite leur donner la connoissance de nos Mysteres, autant
que la foiblesse humaine peut y atteindre.

« Vous existez, leur disons-nous;
,, vous pensez & vous aimez. Votre
,, existence n'est point votre pensée.
,, Les bêtes existent, & elles ne pen-
,, sent pas. Elle n'est point non plus
,, votre amour ,..

» Votre pensée n'est point votre
,, amour ; puisque vous pensez quel-
,, quefois à des choses que vous n'ai-

„ mez pas. Elle n'est point non plus
„ votre existence. Enfin votre amour
„ n'est ni votre existence, ni votre
„ pensée.

„ Voilà donc en vous trois choses
„ qui sont distinguées l'une de l'autre,
„ c'est-à-dire, que l'une n'est pas l'au-
„ tre, Vous pouvez penser à l'une sans
„ penser à l'autre. Cependant ces trois
„ choses sont inséparables, & font
„ chez vous un seul *moi* qui existe,
„ qui pense & qui aime. C'est une
„ espece d'image, & comme une res-
„ semblance de ce qui est en Dieu.
„ C'est ce qu'un grand Evêque du
„ dernier siecle (M. Bossuet) appel-
„ loit une *Trinité créée*.

„ Il y a en Dieu trois Personnes,
„ le Pere, le Fils, & le Saint-Esprit.
„ Le pere n'est point le Fils. Il n'est
„ pas non plus le Saint Esprit.

„ Le Fils n'est point le Pere. Il n'est
„ pas non plus le Saint-Esprit.

„ Enfin le Saint-Esprit n'est ni le
„ Pere, ni le Fils.

„ Ces trois Personnes sont distin-
„ guées l'une de l'autre, c'est-à-dire,
„ que l'une n'est pas l'autre. Cepen-
„ dant elles sont inséparables, & ne
„ font qu'un seul Dieu, un seul Es-
„ prit éternel, indépendant, immua-
„ ble, &c. Voilà ce que nous de-
„ vons croire, parce que Dieu lui-
„ même nous l'enseigne „. Et après
que nous avons montré cet enseigne-
ment dans les divines Ecritures, ceux
de nos Sourds & Muets qui ne font
plus enfans, récitent avec goût le
Symbole de S. Athanase tous les Dimanches à Prime, & tiennent ferme-
ment à tous les articles qu'il expose
sur le Mystere de la sainte Trinité.

La comparaison de l'ame & du
corps qui est un seul homme, *unus
est homo* (comme il est dit dans ce
même Symbole), sert à leur faire entendre que Dieu & l'homme est un

seul Jéfus-Chrift, *unus eft Chriftus*; & répand un grand jour fur les vérités faintes, qui font les fuites néceffaires de cette union ineffable. Nous mangeons, nous buvons, nous dormons, nous marchons par notre corps. Nous penfons, nous jugeons, nous raifonnons par notre ame. Jéfus-Chrift comme Dieu eft éternel, indépendant, immuable, &c. Jéfus-Chrift comme homme, a été conçu; il eft né, il a fouffert, il eft mort, &c.

Le Myftere de l'Euchariftie s'explique auffi de la maniere qui lui eft propre. Les Sourds & muets voient de leurs yeux que cinq ou fix gouttes d'eau verfées dans une liqueur du plus beau rouge, la changent auffi-tôt en blanc comme fi c'étoit du lait. Nous leur rappellons ce qu'ils ont lû dans leur Ancien-Teftament, que la Verge de Moyfe fut changée en ferpent, & que les eaux d'un grand fleuve furent changées en fang; &

ce qu'ils ont vu dans l'Evangile, que Jesus-Christ par sa puissance, changea l'eau en vin aux noces de Cana.

Nous leur disons donc qu'un changement plus miraculeux encore s'opere sur nos Autels par la vertu toute-puissante des paroles de Jesus-Christ, que le Prêtre prononce en son nom. Le pain & le vin y sont changés au Corps & au Sang de Jesus-Christ. C'est Jesus-Christ lui-même qui l'a dit. C'est l'Eglise qui nous l'enseigne. Nous devons le croire, quoique nous ne le comprenions pas.

L'exercice public que nos Sourds & Muets ont fait l'année derniere sur le Sacrement de l'Eucharistie, a dû convaincre toute personne raisonnable, qu'ils en sçavoient beaucoup plus sur cet article, que le commun des Fideles qui entendent & qui parlent.

C'est ainsi, Monsieur & cher ami, que par degrés nous faisons entrer par les yeux dans l'esprit des Sourds

& Muets, tout ce qui est entré dans les nôtres par le canal des oreilles.

Je sens bien que nos anti-sourds & anti-muets (c'est ainsi que j'appelle quelques personnes qui s'obstinent à regarder les Sourds & Muets comme des automates, auxquels on ne peut rien faire comprendre) n'en conviendront pas : mais loin de travailler à les convaincre, je vais présenter, en finissant , une matiere plus ample à leur critique.

Ils sçauront donc que j'offre de tout mon cœur à ma Patrie & aux Nations voisines, de me charger de l'instruction d'un enfant (s'il s'en trouve), qui étant sourd & muet de naissance , seroit devenu aveugle à l'âge de deux ou trois ans, par une suite de la petite vérole, ou de quelqu'autre maladie. Ces Messieurs diront que je suis un insensé. Qu'ils le disent, & qu'ils le répetent tant qu'ils voudront. Mais l'illustre Magistrat, qui préside au maintien du bon ordre & de la tranquillité dans Paris, n'a po nt dédaigné de s'informer si dans les Hôpitaux, il n'y avoit point quelque sujet que la Providence eût réduit à ce comble d'affliction.

Je ne dois pas laisser ignorer que nos grandes Sourdes & Muettes se sont récriées, comme ces Messieurs, sur l'impossibilité du succès. Cependant quelques opérations essayées en leur présence, les ont fait changer de langage. Nous concevons bien, m'ont-elles dit alors, que vous ferez entendre à cet enfant les noms des choses qu'il pourra toucher de ses mains; nous comprenons même que vous pourrez lui apprendre à décliner & à conjuguer: mais comment pourrez-vous lui faire entendre ce que c'est que la pensée, & ce que c'est que Dieu?

Cette objection m'a réjoui de la part de Sourdes & Muettes. Certainement elles n'auroient pas pu la faire, si elles n'eussent pas compris elles-mêmes ce qu'elles pensoient que je ne pourrois faire comprendre aux autres.

Je ne suis point resté sans réponse ; & bientôt quelques nouvelles opérations, à peu près semblables à celles dont j'ai fait usage à leur égard, ont fait baisser la tête à ces Demoiselles, & les ont réduites au silence. Mais une d'entre elles l'a rompu, en disant : je crois que Monsieur desire de trouver quelque enfant de cette espece.

Non sans doute, je ne le desire pas (lui ai-je répondu), & plaise à la miséricorde divine qu'il n'y ait jamais personne sur la terre qui soit éprouvé d'une maniere aussi terrible ! mais s'il en est une seule, je souhaite

qu'on me l'amene , & de pouvoir
contribuer par mes soins au grand
ouvrage de son salut.

Nos Contradicteurs ne sçavent point
& ne peuvent deviner quelle est la
sollicitude de l'ame d'un Prêtre, qui
n'ayant éprouvé depuis plus de soixante ans qu'il existe, aucun des fléaux
personnels auxquels tous les enfans
des hommes sont exposés, & crai-
gnant avec justice de vivre trop à
son aise en ce monde, cherche du
moins à gagner le Ciel en tâchant d'y
conduire les autres.

Il est temps, Monsieur & cher ami,
de vous demander excuse de la longueur de cette Lettre. C'est la quatrieme & la derniere que j'ai l'honneur de vous écrire au sujet des
Sourds & Muets. Vous n'en recevrez
plus d'autres de ma part, que celles
qui entretiennent des liens , précieux
pour moi, formés pour la premiere

fois en 1724, & qui depuis cinquante ans, n'ont toujours fait que se resserrer de plus en plus.

Vous sçavez tous les sentimens avec lesquels je serai pour vous jusqu'au dernier soupir. V. T. H. S.

EXERCICE

DES SOURDS ET MUETS, de 1771,

En François, en Latin, en Italien, & en Espagnol.

MATIERE DE CET EXERCICE.

I. *Dans le Traité des Sacremens en général.*

LA définition du mot de Sacrement ; les rapports de convenance & de dissemblance entre les Sacremens durant la Loi de nature, sous la Loi écrite, & depuis la Loi de grace ; la définition particuliere de ceux-ci, leur auteur, leur nombre, leur matiere & leur forme, leurs causes efficientes, leurs effets, leur sujet, leur genre de nécessité, les raisons de leur institution, leurs Ministres, enfin les cérémonies qui s'observent dans leur administration.

II. *Dans le Traité du Sacrement de Baptême.*

Sa définition, ses figures, sa matiere, sa forme, son auteur, son sujet, sa nécessité, son unité, les mysteres qu'il représente, son ministre, ses effets, les dispositions qu'il exige, les obligations qu'il impose, les cérémonies avec lesquelles on l'administre, & ce que chacune d'elles signifie.

On voit que nous ne présentions alors dans nos Matieres, que les titres des Chapitres.

EXERCICE

EXERCICE

DES SOURDS ET MUETS, de 1772,

En François, en Latin, en Italien, & en Espagnol;

Sur le Sacrement de Confirmation.

MATIERE DE CET EXERCICE.

POURQUOI le Baptême est-il appellé la porte des Sacremens ? Quel rang la Confirmation tient - elle entre ces signes sensibles ? Quels noms les Anciens ont-ils donné à ce Sacrement, & que signifioient-ils ? La définition de ce Sacrement, & l'explication de cette définition. Pourquoi dit-on que ce Sacrement nous donne le Saint-Esprit ? N'avoit - il donc pas été reçu dans le Sacrement de Baptême ? Ce que c'est que confesser la Foi de JESUS-CHRIST ; en combien de ma-

Partie II.   I

nieres ce devoir peut se remplir. Les promesses & les menaces que l'Evangile contient à cet égard. Quel est l'auteur du Sacrement de Confirmation, & comment peut-on le prouver ? Ce que pensent les différens Théologiens, tant sur la matiere que sur la forme de ce Sacrement. Le sentiment qu'on adopte ; & pourquoi ? Par qui cette matiere & cette forme ont-elles été déterminées ? La priere que fait l'Evêque sur ceux qu'il confirme, & les paroles qu'il prononce en faisant l'onction du saint Chrême. Quel est le ministre de ce Sacrement ? Sentiment des Théologiens sur son ministre extraordinaire ; ce qu'on en pense, & pourquoi ? Le sujet de ce Sacrement. Quel est son genre de nécessité ? Que penser du mépris qu'on en feroit, ou même de la simple négligence à s'y préparer ? Ce que l'Eglise en a pensé dans différens Conci-

les. Quels font les effets de ce Sacrement ? Définition particuliere de chacun des dons du Saint-Efprit ; enfuite, explication plus étendue fur la
maniere dont ils guériffent les principales maladies de notre ame. Quel
eft le caractere que ce Sacrement im-
prime ? En quoi il differe de celui du
Baptême ? Quelles font les difpofitions
avec lefquelles on doit le recevoir ?
Que fignifient fes différentes cérémonies ?

EXERCICE

Des Sourds et Muets, *de* 1773, *En François, en Latin, en Italien, en Espagnol, en Allemand, & en Anglois;*

Sur le Sacrement de l'Eucharistie.

MATIERE DE CET EXERCICE.

Comment le Prophete s'exprimoit-il en parlant de sa propre naissance, & que devons-nous dire en parlant de la nôtre? Quel est le Sacrement qui a été institué par Jesus-Christ, pour nous donner la vie spirituelle, que nous n'avions pas? En quel état ce Sacrement nous laisse-t-il dans l'ordre spirituel, & par quel autre canal pouvons-nous obtenir les forces qui nous manquent? Que nous faut-il encore lors même que nous possédons la vie , & que nous avons acquis des forces ? Comparaison tirée de ce qui arriveroit dans l'ordre naturel à un homme vivant & fort, mais qui ne prendroit pas de nourriture. Quel est le Sacrement institué par Jesus-Christ , pour nous donner cette nourriture dans l'ordre spirituel ? Définition de ce Sacrement. Quel rang tient-il entre les autres ? Pourquoi doit il se trouver après le Baptême & la Confirmation ? Quels sont les différens noms que les Peres & les Théologiens ont donnés à ce Sacrement ? Que signifie chacun de ces noms ? Comment l'arbre de vie , l'Agneau paschal, la manne du désert & le pain du Prophete Elie figuroient-ils ce Sacrement ? Explication de chacune de ces figures, & leurs différens rapports avec la divine Eucharistie.

Promesse de l'institution de ce Sa-

crement ; murmures des Juifs ; ſcan-
dale de quelques-uns même des diſciples de Jeſus-Chriſt ; diſpoſition
bien différente dans l'eſprit & le cœur
des Apôtres. Ce qu'ils comprirent
dès-lors , mais qui leur fut dévoilé
plus clairement dans la ſuite.

Hiſtoire de l'inſtitution du Sacrement de l'Euchariſtie. Quelle en eſt
la matiere ? De quel pain l'Egliſe Latine ſe ſert-elle pour la conſécration ?
Raiſon de cet uſage. Quel pain l'E-
gliſe Grecque emploie-t-elle ? Cette
différence d'uſage influe-t-elle ſur la
validité de la conſécration ? A quel
uſage chaque Prêtre doit-il s'attacher ?
L'Evangile nous apprend-il ce qu'il
y avoit dans le calice que Jeſus-
Chriſt bénit , & qu'il donna à ſes
Apôtres ? Qu'eſt-ce que la tradition
nous enſeigne ſur ce ſujet ? Importe-
t-il quelle ſoit la couleur du vin dont
on ſe ſert ? Quelle eſt la forme de ce

Sacrement ? Par qui a-t-elle été insti-
tuée ? Pourquoi est - elle précédée
d'une priere ?

Qu'est-ce que les especes Eucha-
ristiques contiennent, après qu'on a
prononcé les paroles de la consécra-
tion ? Ce que ces paroles opéreroient
étant considérées en elles-mêmes, &
pourquoi ont-elles été appellées par
les Peres une épée tranchante ? Comment donc le sang, l'ame & la divi-
nité de Jesus - Christ se trouvent-ils
sous l'espece du pain ? & de même,
comment le corps, l'ame & la divi-
nité de Jesus - Christ se trouvent-ils
sous l'espece du vin ? En quel état
ces paroles mettent-elles Jesus-Christ
sur nos Autels ? De quel terme l'E-
glise se sert - elle pour exprimer le
changement qui se fait de la substance du pain & du vin en la substance
du corps & du sang de Jesus-Christ ?
Par qui cette expression a-t-elle été

confacrée ? Quatre preuves de la préfence réelle du corps & du fang de
Jefus-Chrift fous les efpeces Euchariftiques. Réponfes aux principales
objections qu'on peut faire contre
cet objet de notre foi. Ce que devient la fubftance du pain & du vin
après les paroles de la confécration ?
Différens exemples que les Peres donnent de ce changement. Pourquoi ne
divife-t-on pas le corps de Jefus-
Chrift, lorfqu'on divife l'hoftie ?
Quelle eft l'unique raifon qu'on puifle
& qu'on doive donner de toutes les
merveilles Euchariftiques ?

Quel eft le miniftre du Sacrement
de l'Euchariftie ? Diftinction néceffaire entre la confécration & la difpenfation de ce Sacrement. Les Dia-
cres peuvent-ils être miniftres extraor-
dinaires de cette difpenfation ? Comment les Fideles le recevoient-ils au-
trefois, & par qui leur étoit-il admi-
niftré

niftré pendant le cours de la femaine?
Qui font ceux auxquels on peut conférer ce Sacrement? Différence de la
conduite qu'on a tenue dans l'admi-
niftration de ce Sacrement à l'égard
des enfans. Quelle eft la regle qu'on
fuit maintenant dans l'Eglife Latine?
Que faut-il entendre par l'âge de difcernement, avant lequel on ne doit
point donner la communion aux enfans? Quelles font les perfonnes auxquelles on ne doit pas donner la fainte
communion?

Quel a été pendant plufieurs fie-
cles l'ufage de l'Eglife à l'égard de la
communion fous les deux efpeces?
Comment donne-t-on la communion
aux Fideles, depuis le treizieme ou
le quatorzieme fiecle? Raifons de ce
changement. Les Fideles qui ne communient que fous une efpece, n'y
perdent-ils aucune grace? Quels font
les effets de ce Sacrement? En quels

Partie II.   K

termes Jesus-Christ s'en exprime-t-il lui-même dans l'Evangile ? Union & Incorporation qui se fait de nous-mêmes avec Jesus-Christ dans ce Sacrement. Comment ce mystere d'amour & de miséricorde s'opere-t-il en nous ? Que pouvons-nous dire alors avec S. Paul ? Augmentation, affermissement & conservation de la vie spirituelle de la grace, rendue sensible, autant que cela se peut, par la comparaison des effets que le pain matériel produit dans nos corps. Affoiblissement de la concupiscence & diminution de la violence de nos passions. Détail des suites admirables qui en résultent, soit par rapport aux objets séduisans qui nous environnent, soit par rapport aux mauvaises maximes du monde, à ses caresses & à ses menaces, soit enfin par rapport aux tentations du démon. Conduite de l'Eglise relative à ces principes, lorſqu’on étoit menacé de quelque nouvelle perſécution.

Comment le Sacrement de l’Eucharistie nous donne-t-il le gage de la vie éternelle & de la réſurrection glorieuſe ? Explication des paroles de Jeſus-Christ ſur cet article. Pourquoi dit-on que la ſainte Euchariſtie eſt le ſymbole & le lien de l’union de tous les Fideles entre eux ? Doctrine de S. Paul ſur ce ſujet: obligation qu’elle nous impoſe.

Le Sacrement de l’Euchariſtie eſt-il néceſſaire de néceſſité de moyen ? Quel eſt ſon genre de néceſſité, ſelon la doctrine de Jeſus-Christ même ? Quelle étoit la diſpoſition des Chrétiens des premiers ſiecles ? Comment regardoit-on alors la privation de cette nourriture ſainte ? Tiédeur & indolence de pluſieurs Chrétiens dans les ſiecles ſuivans. Précepte de la communion paſchale impoſé par

le quatrieme Concile général de Latran : paroles de ce Concile.

Ceux qui communient indigne-
ment, reçoivent-ils le Corps & le Sang
de Jesus-Christ ? Comment l'Apôtre
Saint Paul s'exprime-t-il sur le crime
d'une communion indigne ? Quelles
sont ou quelles peuvent être les suites
terribles de ce crime dans le temps &
dans l'éternité ? Dispositions nécessaires pour bien recevoir ce Sacrement. Distinction des dispositions éloi-
gnées & des dispositions prochaines.
Définition des unes & des autres.
Explication détaillée des premieres :
la réception de la vie de la grace les
suppose nécessairement. Explication
plus étendue des secondes. Le Sacrement de l'Eucharistie n'exige-t-il
pas aussi quelques dispositions du
corps ? Quelles sont-elles ? En quoi
consiste la communion spirituelle ?
Quand se doit-elle faire ?

EXERCICE

DES SOURDS ET MUETS, *de* 1774,
*En François, en Latin, en Italien,
en Espagnol, en Allemand,
& en Anglois ;*

SUR le Sacrement de Pénitence.

MATIERE DE CET EXERCICE.

EN quel état le Prophete & l'Apôtre S. Paul nous enseignent-ils que nous avons été conçus & que nous sommes nés ? Quelles sont les trois premieres sources de graces & de sanctification instituées par Jesus-Christ notre Sauveur pour tous ceux qui devoient être ses membres dans la suite de tous les siecles ? Quels effets produisent-elles dans les ames, & quel rang tiennent-elles proportionnément à ces effets ?

Les trois premiers Sacremens ayant été établis pour nous donner la vie, la force & la nourriture dans l'ordre spirituel, jusqu'à quel terme pourroient-ils & devroient-ils nous conduire avec le secours de la grace actuelle ? Et cette grace est-elle jamais refusée à ceux qui la demandent avec foi, avec humilité, avec persévérance ? Sembleroit-il donc qu'il pût encore rester quelque ressource pour ceux qui ne marcheroient pas constamment avec de tels secours jusqu'à la vraie montagne de Dieu ?

Mais qu'est-ce que J. C. notre Sauveur a prévu qui arriveroit à un très-grand nombre de ses membres, & quel nouveau moyen de réparation & de salut a-t-il institué en leur faveur, & quel est son effet ? Comment appellons-nous cette quatrieme source de grace & de sanctification ?

Définition du Sacrement de Péni-

tence. En quoi differe-t-il de la vertu
de Pénitence ? Pourquoi a-t-il été
appellé ainsi par les Peres & les Théologiens? Mais pourquoi aussi plusieurs
d'entr'eux l'ont-ils nommé l'exomo-
logese, le Sacrement de réconciliation, le Sacrement de l'absolution,
l'imposition des mains, la communion & la paix, le second baptême,
le baptême laborieux, la seconde
planche après le naufrage?

En quels termes J. C. avoit-il promis l'institution de ce Sacrement, &
quand l'a-t-il réellement institué ? Que
signifient les termes de lier & de dé-
lier, de remettre & de retenir les
péchés ? En quelles occasions les Ministres de l'Eglise font-ils usage de ces
différens pouvoirs qui leur ont été
donnés par Jesus-Christ ? Pourroit-on
dire que les paroles de ce divin Sauveur ne doivent s'entendre que du
pouvoir de baptiser & de prêcher

l'Evangile ? Explication détaillée de sept principales différences entre ce Sacrement & celui du Baptême.

Quelle est la matiere du Sacrement de Pénitence ? Qu'est-ce que le Concile de Trente enseigne sur cet article ? Comment les paroles de ce Concile sont-elles expliquées par quelques Théologiens, qui croient que l'imposition des mains est la matiere de ce Sacrement ? Quelle en est la forme dans l'Eglise Latine ? Est-elle la même dans l'Eglise Grecque ?

Quels sont les Ministres de ce Sacrement ? Quand reçoivent-ils le pouvoir de le conférer ? Cependant les Evêques & les Prêtres peuvent-ils indistinctement entendre les confessions des Fideles dans tout Diocese & dans toute Paroisse ? Détail des regles de discipline de l'Eglise à cet égard. Exception particuliere admise par le saint Concile de Trente pour le cas de nécessité.

Les pécheurs peuvent-ils par eux-mêmes se difpofer à la grace de la juftification ? Comment S. Thomas & le Concile de Trente nous enfeignent-ils qu'on peut s'y difpofer ? Conformité entiere entre le faint Docteur & le Concile, quoique le premier parle d'un pécheur pénitent, qui fe difpofe à recevoir la grace de la juftification par l'Abfolution ; & le fecond, d'un infidele qui fe difpofe à recevoir cette grace par le Baptême.

L'excitation & le fecours de la grace, la foi, la crainte, l'efpérance, le commencement d'amour de Dieu, la haine du péché, enfin le changement de vie fe trouvent également dans l'un & l'autre texte. On préfentera, fi quelqu'un le demande, ces deux textes, celui du faint Docteur

& celui du Concile, fur deux colonnes à côté l'une de l'autre, pour en
montrer la parfaite reffemblance.

Quelles font les trois parties du
Sacrement de Pénitence ? Une feule
des trois peut-elle fuppléer aux deux
autres totalement ou en partie, en cas
de néceffité ? Quelle eft celle qui peut
fuppléer aux autres, & à laquelle aucune autre ne peut fuppléer ?

Qu'eft - ce que la Contrition felon
le Concile de Trente ? Quelles qualités cette contrition doit-elle avoir ?
Que faut-il entendre par une contrition *intérieure* ? Détail de plufieurs
fignes extérieurs, qui ne l'annonceroient pas infailliblement. Qu'eft-ce
qu'une contrition *furnaturelle* ? En
quoi fe différencie-t-elle de celle qui
ne l'eft pas ? Qu'eft-ce qu'une contrition *fouveraine* ? & pourquoi la contrition doit-elle avoir cette qualité ?
Pour que la contrition foit fouverai-

ne, eſt-il néceſſaire que la douleur d'avoir offenſé Dieu ſoit la plus ſenſible de toutes les douleurs ? Qu'eſt-ce que c'eſt enfin qu'une contrition *univerſelle* ? & ſur quels péchés doit-elle néceſſairement s'étendre ?

Quelles ſont les marques d'un ferme propos de ne plus pécher ? Qu'eſt-ce que c'eſt que changer de vie ? Que doit-on entendre par les mauvaiſes habitudes ? Comment ſe ſont-elles formées ? comment peuvent-elles ſe détruire ? Que faut-il entendre par les occaſions prochaines du péché ? Pourquoi faut-il les éviter ?

Peut-on appeller contrition parfaite toute contrition qui ne renferme pas les ſix diſpoſitions dont parlent S. Thomas & le Concile de Trente, & à laquelle il manque quelqu'une des quatre qualités que nous avons exprimées ci-deſſus ? Comment au contraire doit-on l'appeller ? De cette double question naît une différence sensible entre la contrition parfaite & la contrition imparfaite, & dont l'intelligence est vraiment à la portée des Sourds & Muets.

Quel effet le Concile de Trente attribue-t-il à la contrition qui est *parfaite par la charité* ? Quelle est la différence de sentimens entre les Théologiens sur l'explication de ces paroles, *parfaite par la charité* ? Mais en quel point essentiel, & qui est de foi, selon le Concile de Trente, se réunissent-ils par rapport à la cause principale de la réconciliation du pécheur, lorsque cette réconciliation précede la réception du Sacrement ?

Quel est, selon ce saint Concile, l'effet de la contrition imparfaite ? A quelle proportion dispose-t-elle le pécheur plus ou moins prochainement à recevoir la grace de la justification par l'absolution ? Cette dif-

position est-elle complétement pro-
chaine, tant qu'il y manque la derniere disposition énoncée par saint
Thomas & par le Concile de Trente?
- Cette sixieme disposition étant,
comme dit S. Thomas, *un mouvement de crainte filiale*, & le respect
pour Dieu (*propter reverentiam Dei*)
en étant le caractere distinctif, quelle
est l'espece d'amour qui en est insépa-
rable, selon ce même saint Docteur ?
Toute espece de crainte qui n'est
point accompagnée de cette sixieme
& derniere disposition , suffit - elle
pour recevoir par l'absolution la grace
de la justification ?

Que prononce le Concile de Trente
(sess. 6, *de la Justification*), contre
ceux qui disent que , sans l'opération
prévenante du Saint - Esprit & sans
son secours , un homme peut croire,
espérer, aimer ou se repentir comme
il faut, pour que la grace de la justi-

fication lui soit conférée ? Qu'est-ce
que c'est qu'aimer Dieu comme il
faut pour que cette grace soit conférée ?

Qu'est-ce que la Confession ? Comment est-elle une suite nécessaire du
pouvoir donné par J. C. aux Ministres
de l'Eglise ? Explication très-détaillée
de ce qu'on doit répondre à ceux qui
regardent la confession comme un
joug insupportable.

Que doit-on faire avant que d'aller
à confesse ? Sur quoi faut-il s'examiner ? Que doit-on entendre par les
devoirs généraux du christianisme, &
par les obligations particulieres de
son état ? La conversion est-elle une
disposition absolument nécessaire
pour que la confession soit légitime ?
Que suffit-il pour qu'elle le soit ?
Que doit dire le pénitent lorsqu'il est
dans le tribunal ? Quelle priere le
Prêtre récite-t-il sur lui ? Qu'est-ce

que le pénitent doit dire ensuite?

Quelles qualités la confession doit-elle avoir ? Que faut-il pour qu'elle soit *entiere* ? Que doit-on entendre par le nombre de ses péchés ? Qu'arriveroit-il, si on retenoit volontairement quelque péché mortel ? Que faut-il entendre par les qualités différentes & les circonstances considérables des péchés ? N'y a-t-il pas lieu de craindre d'être méprisé par le Prêtre auquel on déclare ses péchés ? Qu'arrivera-t-il au contraire ? Dans quels sentimens le pénitent doit-il entrer, pour que sa confession soit *humble* ? Que doit-il éviter pour que sa confession soit *simple* ? Quelle attention doit-il avoir pour que sa confession soit *prudente* ? Que doit faire le pénitent après que sa confession est finie ? Quelles prieres le Prêtre récite-t-il alors ? Comment doit-on écouter les avis qu'il donne ?

Qu'est-ce que la Satisfaction? Quand le Prêtre l'impose-t-il? Quelle regle le Concile de Trente prescrit-il aux Prêtres dans l'imposition des Pénitences? A quoi exige-t-il que ces pénitences puissent servir? Comment les Ministres de l'Eglise se conduisoient-ils anciennement dans l'imposition des pénitences? N'y avoit-il pas dès-lors des pénitences secretes? La pénitence publique a-t-elle été la même dans toutes les Eglises? En quoi consistoit celle qui a été la plus célebre, & combien renfermoit-elle de degrés? Explication de chacun de ces degrés.

Pendant plus de mille ans, quelle regle les Prêtres devoient-ils suivre dans l'imposition des pénitences? Qu'étoit-ce que les Canons pénitenciaux? L'Eglise exige-t-elle maintenant des pénitences publiques? & un Confesseur particulier seroit-il en droit d'en imposer? Mais qu'est-ce que le
Concile

Concile de Trente ordonne encore? Les pénitences qu'on impose aujourd'hui étant légeres en comparaison des anciennes, quelle vérité enseignée par saint Augustin les pénitens doivent-ils se rappeller à eux-mêmes?

Quelles sont les œuvres de pénitence par lesquelles nous pouvons satisfaire à la justice de Dieu? Que faut-il entendre par la priere? Que faut-il entendre par le jeûne? Que faut-il entendre par l'aumône? Comment ces œuvres satisfactoires peuvent-elles être agréables à Dieu? Ne doit-on pas aussi satisfaire au prochain? Comment cela se peut-il faire?

Qu'est-ce que l'Absolution? En quels termes est-elle conçue? Qu'est-ce que le Concile de Trente nous enseigne par rapport à l'Absolution? Réponse qu'on doit faire à quiconque objecteroit que Dieu seul peut remettre les péchés. Détails des différens effets que l'Absolution produit dans ceux qui la reçoivent avec de bonnes dispositions. Pourquoi l'Absolution produit-elle tous ces effets?

Qui sont ceux auxquels le Sacrement de Pénitence est absolument nécessaire? Doctrine du Concile de Trente sur cette nécessité: conséquence qui en résulte. A quoi s'exposent les pécheurs qui diffèrent de se confesser de leurs péchés mortels? S'ils diffèrent plus d'un an, que commettent-ils par cela seul, & pourquoi? A qui la confession annuelle ordonnée par le quatrième Concile général de Latran doit-elle être faite? Quelle est la doctrine de l'Eglise par rapport aux confessions plus fréquentes? Quelle est la coutume générale observée par tous les Fideles dans leur derniere maladie, lors même qu'ils ne se sentent coupables d'aucun péché mortel

ORATIO

Ab uno è Surdis Mutifque, ineunte
Exercitio, pronunciata, 1774.

Sapientia aperuit os mutorum , & linguas
infantium fecit difertas. (Sap. x , 21).

QUANDONAM perpetrata fuerit ifta
divinæ Sapientiæ operatio memi-
niftis , Auditores ornatiffimi. Præ
timore ingravefcentis in dies oppref-
fionis, ne mutire quidem audebant
Ifraelitæ, quamdiu fub duro fervitutis
Ægyptiacæ jugo detinebantur.

Ut autem *inimicos illorum demerfit*
Deus in mare , & ab altitudine infero-
rum deduxit illos , tunc Sapientia ape-
ruit os mutorum , & decantaverunt no-
men fanctum Domini. Quin etiam
ftupendi hujus miraculi inopinatus
afpectus, vel imperitorum , vel pue-
rorum linguas difertas fecit, & victri-
cem Dei manum laudaverunt pariter.

Si autem mea me non fallit opi-
nio, Auditores ornatiffimi, ad nos
etiam ab ipfo ortu furdos mutofque,
facer hic textus facili negotio poteft
accommodari. In iniquitate con-
cepti & in peccato nati, cæteris in-
dultam & loquendi & audiendi fa-
cultatem nobifcum non intulimus in
mundum.

*Juftus es, Domine, & rectum judi-
cium tuum :* demonftras in duplici
quâ laboramus infirmitate, quid om-
nibùs debeatur.

Abfit tamen à nobis, Auditores
ornatiffimi, ut vos ad deplorandam
vicem noftram inducamus ! Imo cum
Prophetâ dicere liceat : *Venite, au-
dite, & narrabo, omnes qui timetis
Deum, quanta fecit animæ noftræ.*

Æterna Dei Sapientia *attingens à
fine ufque ad finem fortiter, fuaviterque
difponens omnia,* dum decerneret pœ-
nas, medicinam utique præparabat.

Scilicet in ordine & præparatione beneficiorum Dei, quibus certiffimè liberantur, quicumque liberantur, inftitutionis noftræ, & modum, pariter & miniftrum, divino decreto non ambigimus effe deftinatos.

Pretiofam gratiarum concatenationem, quibus Inftitutorem noftrum liberandum effe confidimus, unus inter alios annulus connectebat. Præparanda erat voluntas ejus à Domino, ut ad Surdos Mutofque in fide erudiendos animum adjungeret.

Hujus itaque dum mifereretur Deus optimus & fapientiffimè providus, noftræ fimul æternæ faluti confulebat. Natalium ordinem fic difpofuit difpenfatio decretorum, ut ille ante nos oriretur, qui ftato præordinatoque tempore nos effet inftituturus, tum ad efformandos diftinctæ loquelæ fonos, tum ad intelligendas fidei noftræ veritates.

Igitur discretæ ætatis annos vix-dum attigeramus, cùm occurrit nobis ac veluti se sponte obtulit paratum ab æterno præsidium, quod nobis nequidem in mentem venerat vel quærere, vel etiam desiderare. Ducente nos, ut ita dicam, ad manum divinâ Providentiâ, obvius stetit ille, quem in opus ad quod assump-serat eum, æterna Sapientia sibi segregarat.

Quid ergo contigit, Auditores ornatissimi? Sensûs unius defectum alterius sensûs ministerium supplevit: ascendit per fenestras sacra doctrina, quæ non poterat per januam introïre: id est, oculorum auxilio, ars magistra nos edocuit quidquid scientiæ & veritatis aurium organo cæterorum hominum mentibus infunditur.

Lux in tenebris luxit. Dei existen-tiam, quam ne suspicabamur quidem, ejusque proprietates & opera didicimus : quin etiam præcipua Religionis nostræ mysteria, ejusque & sacramenta & præcepta mente assecuti, sacræ doctrinæ copiam hausimus, forsitan pleniorem, quàm si nostræ nascendo patefactæ fuissent aures, & vinculum linguæ resolutum.

Hic tandem insperatæ beneficentiæ cumulus. Labia nostra Deus aperuit, & os nostrum annuntiat laudem ejus.

Quidni ergo, Auditores ornatissimi, ad nos etiam pertineret istud Sancti Spiritûs oraculum, *Sapientia aperuit os mutorum, & linguas infantium fecit disertas?*

Unum superest in votis : Faxit per gratiam suam Deus clemens & misericors, *ut serviamus illi in sanctitate & justitiâ, coram ipso, omnibus diebus nostris!*

Ab æterno destinata, per Christum autem mediatorem nostrum, in cruce comparata hæc sunt beneficia Dei, quibus nos certissimè liberandos spes nostra in sinu nostro est.

Cessent ergo querelæ, gemitus & suspiria sortem nostram dolentium! Tristitia in gaudium vertatur! nostræque finem imponamus orationi, dirigendo ad vos, Auditores ornatissimi, consolatoriam hanc invitationem : *Magnificate Dominum nobiscum ; & exaltemus nomen ejus in idipsum.*

F I N.

APPROBATION.

Part. II.   M

précieuses, que pour les communiquer au Public, & les faire servir au
soulagement des malheureux : l'im-
pression n'en peut être conséquem-
ment que très-avantageuse. *A Paris,*
le 21 Août, 1775.

DE HORNE.

PRIVILEGE DU ROI.

LOUIS, PAR LA GRACE DE DIEU, ROI DE FRANCE ET DE NAVARRE: A nos amés & féaux Conseillers, les Gens tenans nos Cours de Parlement, Maîtres des Requêtes ordinaires de notre Hôtel, Grand-Conseil, Prévôt de Paris, Baillifs, Séné-chaux, leurs Lieutenans-Civils, & autres nos Justiciers qu'il appartiendra, SALUT. Notre amé le Sieur NYON, Libraire, Nous a fait exposer qu'il desireroit faire imprimer & donner au Public, un Ouvrage qui a pour titre, *Institution des Sourds & Muets par la voie des Signes Méthodiques;* s'il nous plaisoit lui accorder nos Lettres de Permission pour ce nécessaires. A CES CAU-SES, voulant favorablement traiter l'Expo-sant, Nous lui avons permis & permettons par ces Présentes, de faire imprimer ledit Ou-vrage autant de fois que bon lui semblera, & de le faire vendre & débiter par tout notre Royaume, pendant le temps de trois années conſécutives, à compter du jour de la date des Préſentes ; FAISONS défenſes à tous Imprimeurs, Libraires, & autres perſonnes, de quelque qualité & condition qu'elles ſoient, d'en introduire d'impreſſion étrangere dans aucun lieu de notre obéiſſance. A LA CHARGE que ces Préſentes ſeront enregiſtrées tout au long ſur le Regiſtre de la Communauté des Imprimeurs & Libraires de Paris, dans trois mois de la date d'icelles ; que l'impreſſion dudit Ouvrage ſera faite dans notre Royaume, & non ailleurs, en beau papier & beaux caracteres ; que l'Impétrant ſe conformera en tout aux Réglemens de la Librairie, & notamment à celui du 10 Avril 1725, à peine de déchéance de la préſente Permiſſion ; qu'avant de l'expoſer en vente, le Manuſcrit qui aura ſervi de copie à l'impreſſion dudit Ouvrage, ſera remis dans le même état où l'Approbation y aura été donnée, ès mains de notre très-cher & féal Chevalier, Garde des Sceaux de France, le Sieur HUE DE MIROMENIL ; qu'il en ſera enſuite remis deux Exemplaires dans notre Bibliotheque publique, un dans celle de notre Château du Louvre, & un dans celle de notre très-cher & féal Chevalier Chancelier de France le Sieur DE MAUPEOU, & un dans celle dudit Sieur HUE DE MIROMENIL ; le tout à peine de nullité des Préſentes : Du contenu deſquelles vous mandons & enjoignons de faire jouir ledit Expoſant & ſes ayant cauſes pleinement & paiſiblement, ſans ſouffrir qu'il leur ſoit fait aucun trouble ou empêchement. VOULONS qu'à la Copie des Préſentes, qui ſera imprimée tout au long au com-

mencement ou à la fin dudit Ouvrage, foi
foit ajoutée comme à l'Original : COMMAN-
DONS au premier notre Huiſſier ou Sergent
ſur ce requis, de faire pour l'exécution
d'icelles, tous actes requis & néceſſaires,
ſans demander autre permiſſion ; & non-
obſtant clameur de Haro, Chartre Norman-
de, & Lettres à ce contraires : Car tel eſt
notre plaiſir. DONNÉ à Fontainebleau, le
dix-neuvieme jour du mois d'Octobre, l'an
mil ſept cent ſoixante-quinze, & de notre
Regne le deuxieme.

Par le Roi en ſon Conſeil.

LE BEGUE.

*Regiſtré ſur le Regiſtre XX de la Chambre
Royale & Syndicale des Libraires & Imprimeurs de Paris, N°. 382, fol. 48, conformément au Réglement de 1723. A Paris, ce
17 Novembre 1775.*

LAMBERT, *Adjoint.*

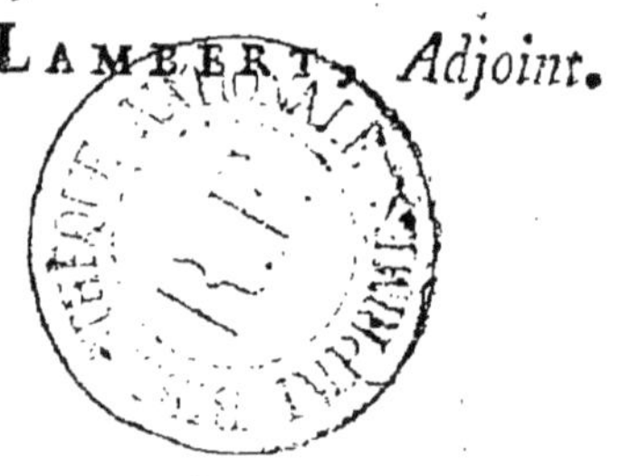

De l'Imprimerie de B. MORIN, rue S. Jacques,
à la Vérité.